Weltgesundheitsorganisation

THERAPIE TUMORBEDINGTER SCHMERZEN

Zweite,
erweiterte Ausgabe

Mit einem Wegweiser für die Opioid-Verfügbarkeit

KILIAN

Veröffentlicht von der Weltgesundheitsorganisation 1996 unter dem Titel: Cancer Pain Relief – 2nd Edition; With a guide to opioid availability.

ISBN der Originalausgabe 92 4 154482 1

Die Deutsche Bibliothek – CIP-Einheitsaufnahme

Therapie tumorbedingter Schmerzen / World Health Organization, Geneva. [Hrsg.: Deutsches Grünes Kreuz. Übers. aus dem Engl.: Vera Matschiske; Claudia Rehbock]. Mit einem Wegweiser für die Opioid-Verfügbarkeit. – 2. Aufl. – Marburg: Kilian-Verl., 1996

Einheitssacht.: Cancer pain relief <dt.>

ISBN 3-932091-04-3

NE: Matschiske, Vera [Red.]; World Health Organization; Wegweiser für die Opioid-Verfügbarkeit; EST

Therapie tumorbedingter Schmerzen

Mit einem Wegweiser für die Opioid-Verfügbarkeit – Zweite Auflage

Herausgeber:
Deutsches Grünes Kreuz
■ im Kilian, Schuhmarkt 4, D-35037 Marburg
Tel.: 0 64 21 / 29 30

ISBN 3-932091-04-3

2. Auflage der deutschen Übersetzung, Nachdruck: April 1999

Übersetzung aus dem Englischen: Vera Matschiske, Claudia Rehbock
Druck: Druckerei Baden, Kassel

Inhaltsverzeichnis

Vorwort v

Danksagungen vi

Teil 1. Therapie tumorbedingter Schmerzen 1

Einführung 3
Ursachen der Schmerzen 5
Beurteilung des Schmerzes 8
Behandlungsstrategie 12
Gebrauch von Analgetika 14
„Oral“ 14
„Nach der Uhr“ 14
„Nach dem Stufenplan“ 15
„Für das Individuum“ 16
„Beachtung von Details“ 16
Wahl des Analgetikums 17
Nicht-opioide Analgetika 17
Opioide Analgetika 19
Medikamente bei neuropathischen Schmerzen 30
Zusätzliche Medikamente 32
Zusammenfassung 37

Teil 2. Opioid-Verfügbarkeit 39

Einleitung 41
Hintergrund 41
Neue Erkenntnisse, neue Hoffnungen 41
Hindernisse für die Therapie tumorbedingter Schmerzen 42
Die Strategie der WHO 43
Schwierigkeiten beim Erhalt von Opioiden 45
Die Teilnehmer an der Arzneimittelverteilungskette 46

The Single Convention on Narcotic Drugs 47
Beschreibung und Ziel 47
Ausnahmen 48
Das Arzneimittelverteilungssystem 48
Nationale Erhebungen über die medizinische Notwendigkeit von Opioiden 49
Verständigung zwischen Gesundheitspersonal und Entscheidungsträgern 50
Die Opioid-Versorgung 51
Das Meldewesen 55
Funktioniert das internationale System? 56
Regelung durch die Mitarbeiter im Gesundheitswesen 57
Arzneimittelmißbrauch kontra Patientenbedarf 57
Vorgeschlagene Richtlinien für die Regelung durch medizinisches Fachpersonal 58
Literaturverzeichnis 60
Ausgewählte weiterführende Literatur 61

Anhang 1. Begriffsbestimmung 62
Anhang 2. Beispiel eines Importzertifikates 63

Vorwort

In vielen Teilen der Welt leidet die Mehrzahl der Krebspatienten an einer fortgeschrittenen Erkrankung. Für sie sind Schmerztherapie und palliative Fürsorge die einzigen realistischen Behandlungsmöglichkeiten. Im Jahr 1986 wurde in der ersten Auflage dieser Publikation eine Methode zur Therapie tumorbedingter Schmerzen vorgestellt, die auf wenigen, relativ kostengünstigen Medikamenten, darunter Morphin, basierte. Feldstudien in zahlreichen Ländern belegten die Wirksamkeit dieser Methode bei dem Großteil der Krebspatienten. Die erste Auflage ist in 22 Sprachen übersetzt worden, und insgesamt wurden über eine halbe Million Exemplare verkauft. Dies spiegelt das wachsende Bewußtsein für die Problematik der durch Krebs verursachten Schmerzen wider.

Die zweite Auflage berücksichtigt viele der seit Mitte der 80er Jahre gemachten Fortschritte in Verständnis und Behandlung. Das Fundament dieser Überarbeitung wurde 1989 in Zusammenhang mit dem Treffen eines *WHO Expert Committee on Cancer Pain Relief and Active Supportive Care* gelegt[1]. Seitdem wurde jeder Abschnitt des Buches sorgfältig überarbeitet und aktualisiert. Zudem ist ein Abschnitt über die Verfügbarkeit von Opioiden hinzugefügt worden.

Die Behandlung von Tumorschmerzen sollte als Teil der umfassenden palliativen Fürsorge angesehen werden[2]. Die Therapie anderer Symptome sowie psychologischer, sozialer und seelischer Probleme ist von größter Bedeutung. Der Versuch, die Schmerzen zu therapieren, ohne sich den nichtphysischen Bedürfnissen des Patienten zuzuwenden, wird voraussichtlich zu Frustrationen führen und scheitern.

---

[1] *Cancer pain relief and palliative care: report of a WHO Expert Committee.* Genf, Weltgesundheitsorganisation, 1990 (WHO Technical Report Series, No. 804).

[2] Als Beispiel siehe: Doyle D. et al., eds. *Oxford textbook of palliative medicine.* Oxford, Oxford University Press, 1993.

Danksagungen

Die Weltgesundheitsorganisation bedankt sich für die wertvolle Zusammenarbeit während der Entwicklung dieses Buches bei Mr. N.R. Donaldson, ehemals Senior Consultant (Pharmacy), Drugs Directorate, Health Protection Branch, Department of Health and Welfare, Ottawa, Kanada; Mr. D.E. Joranson, Associate Director for Policy Studies, Pain Research Group, University of Wisconsin Medical School, Madison, WI, USA; Dr. A. Sbanotto, Consultant Physician, Palliative Care Unit, European Institute of Oncology, Mailand, Italien; Ms. Noreen Teoh, ehemals Technical Officer, Cancer and Palliative Care, WHO, Genf, Schweiz; Dr. R. Twycross, Director, WHO Collaborating Centre for Palliative Cancer Care, Oxford, England und Professor V. Ventafridda, Director, WHO Collaborating Centre for Cancer Pain Relief, Mailand, Italien.

TEIL 1

Therapie tumorbedingter Schmerzen

Einführung

Die Zahl der Krebspatienten in der Welt wächst. Von den geschätzten neun Millionen neuen Krebsfällen pro Jahr treten mehr als die Hälfte in den Entwicklungsländern auf. Die Mehrzahl dieser Patienten ist zum Zeitpunkt der Diagnosestellung unheilbar krank. Es wird erwartet, daß die Sterblichkeit aufgrund von Krebserkrankungen in den meisten Ländern der Welt weiterhin ansteigt, hauptsächlich wegen der zunehmend älter werdenden Bevölkerung und des größer werdenden Tabakkonsums.

Krebspatienten benötigen in jedem Krankheitsstadium eine Schmerztherapie. Etwa ein Drittel aller Patienten, die sich einer Krebsbehandlung unterziehen, haben Schmerzen. Bei diesen gehen Maßnahmen zur Schmerztherapie und Krebsbehandlung Hand in Hand. Mehr als zwei Drittel der Patienten mit fortgeschrittener Erkrankung leiden unter Schmerzen, und deren Therapie sowie die der anderen Symptome wird das Hauptziel der Behandlung.

Die physiologische Grundlage der tumorbedingten Schmerzen beinhaltet verschiedene Mechanismen. Zu den psychologischen Aspekten gehören Beklemmung, Angst, Depressionen und Hoffnungslosigkeit. Das Ziel der Behandlung ist es, die Schmerzen zur Zufriedenheit des Patienten zu lindern, so daß er oder sie ein normales Leben führen und eventuell ohne Schmerzen sterben kann.

Die Linderung der Schmerzen kann mit Hilfe von zahlreichen Maßnahmen erreicht werden (Tabelle 1). Die Behandlung muß auf den einzelnen Patienten zugeschnitten sein, verbunden mit Medikamenten sowie anästhesierenden, nervenchirurgischen, psychologischen und verhaltensbezogenen Methoden, die auf die Bedürfnisse des Patienten abgestimmt sind. Dieser Leitfaden stellt die medikamentöse Behandlung in den Mittelpunkt, da ausreichendes Wissen und klinische Erfahrung vorliegen, die die allgemeine Anwendung bei allen an Schmerzen leidenden Krebspatienten befürworten.

Die medikamentöse Behandlung ist die Hauptstütze bei der Linderung der tumorbedingten Schmerzen.

Feldstudien zu diesen Richtlinien haben gezeigt, daß Medikamente bei einem hohen Prozentsatz von Patienten effektiv sind, wenn sie korrekt angewendet werden – das richtige Medikament mit korrekter Dosierung in exakten Zeitabständen. Die in diesem Buch besprochenen Arzneimittel werden in der Regel bei der Bekämpfung der tumorbedingten Schmerzen eingesetzt. Kontrollierte Studien haben die Sicherheit und Wirksamkeit dieser Arzneimittel sowie die einiger ihrer Kombinationen gezeigt. Nicht alle der hier genannten Arzneimittel sind in jedem Land erhältlich. Unter Umständen wird es daher notwendig sein, alternative Arzneimittel zu verwenden.

Einige der in diesem Buch verwendeten Begriffe werden in Anhang 1 definiert.

Tabelle 1

Methoden zur Bekämpfung von Schmerzen bei Tumorpatienten

Psychologische Methoden:
Verständnis
Kameradschaft
Kognitive verhaltensbezogene Therapien

Modifikation des pathologischen Prozesses:
Radiotherapie
Hormontherapie
Chemotherapie
Chirurgie

Arzneimittel:
Analgetika
Antidepressiva
Antikonvulsiva
Anxiolytika
Neuroleptika

Unterbrechung der Schmerzleitungen:
Lokalanästhetika (Lidocain, Bupivacain)
Neurolytische Wirkstoffe (Alkohol, Phenol, Chlorocresol, Kälte, Wärme)
Nervenchirurgie (z. B. Strangresektion)

Veränderungen im Tagesablauf

Immobilität:
Bettruhe
Halsstütze oder -korsett
Plastikschienen oder -schlingen
Orthopädische Chirurgie

Ursachen der Schmerzen

Schmerzen bei Krebspatienten können:

- durch den Tumor selbst verursacht werden (dies ist bei weitem am häufigsten)
- mit dem Tumor in Zusammenhang stehen (z. B. Muskelspasmen, Lymphödeme, Obstipation, Dekubitus)
- mit der Tumortherapie in Zusammenhang stehen (z. B. chronische postoperative Narbenschmerzen, durch Chemotherapie verursachte Mukositis)
- durch eine Begleiterkrankung verursacht werden (z. B. Spondylose, Osteoarthritis)

Viele Patienten mit fortgeschrittenem Tumor zeigen mehrere Schmerztypen aus verschiedenen dieser Kategorien.

Der Tumor selbst verursacht Schmerzen durch:

- Ausbreitung in Weichteile;
- viszeralen Befall;
- Knochenbefall;
- Nervenkompression;
- Nervenverletzung;
- Anstieg des intrakranialen Drucks.

Eine Reihe von speziellen Schmerzsyndromen, die auf Tumoren beschränkt sind (Tabelle 2), wurden in den vergangenen 20 Jahren beschrieben *(1)*. Eine Kenntnis dieser Syndrome ist notwendig, wenn die korrekte Diagnose gestellt werden soll. Zudem ist die Berücksichtigung der zugrundeliegenden neuralen Mechanismen wichtig (Tabelle 3).

Wesentlich ist die Unterscheidung zwischen brennenden Schmerzen, verbunden mit peripheren Nervenverletzungen (weit verbreitet), und brennenden Schmerzen, die über den Sympathikus ausgelöst werden (weniger verbreitet). Dies kann schwierig sein, da die klinischen Symptome nicht beständig und einige Merkmale beiden Zuständen gemeinsam sind.

Tabelle 2
Schmerzsyndrome bei Krebspatienten[a]

Verursacht durch den Krebs
Tumorbefall der Knochen:
- Metastasen im Schädeldach und in der Schädelbasis
- Metastasen in den Wirbelkörpern
  - Fraktur des Epistropheuszahnes
  - C7-T1-Metastasen
  - L1-Metastasen
  - Sakralsyndrom

Tumorbefall der Eingeweide
Tumorbefall im Nervensystem:
- kraniale Neuralgie
  - - Trigeminus-
  - - glossopharyngeale
- periphere Nerven
- interkostale Neuropathie
- brachiales Plexussyndrom
- lumbosakrales Plexussyndrom
- Nervenwurzelerkrankung
- leptomeningeale Metastasen
- Rückenmarkskompression
- intrakraniale Metastasen

Verursacht durch die Krebstherapie
Nach dem chirurgischen Eingriff:
- akuter postoperativer Schmerz
- Post-Thorakotomiesyndrom
- Post-Mastektomiesyndrom
- Post-Nackensektionssyndrom
- Phantomgliedmaßensyndrom

Nach der Chemotherapie:
- orale Mukositis
- Blasenkrämpfe
- aseptische Nekrosen des Oberschenkelkopfes
- Steroid-Pseudorheumatismus
- postherpetische Neuralgie
- periphere Neuropathie

Nach der Radiotherapie:
- orale Mukositis
- Ösophagitis
- Hautverbrennung
- Strahlenfibrose des brachialen und lumbalen Plexus
- Strahlenmyelopathie
- durch Bestrahlung verursachter sekundärer Primärtumor

[a] Entnommen aus der Literaturstelle *1*

Tabelle 3
Klassifizierung der Schmerzen nach den neuralen Mechanismen

Schmerztyp	Mechanismus	Beispiel
Nozizeptiv	Stimulation der Nervenendigungen	
viszeral		Leber-Kapselschmerz
somatisch		Knochenschmerz
Muskelspasmus		Krampf
Neuropathisch		
Nerven-kompression	Stimulation der Nervi nervorum	
Nerven-verletzung		
– peripher[a]	Verletzung der peripheren Nerven („Deafferentierungs-schmerzen“)	Neurom oder Nerven-infiltration (z. B. Plexus brachialis oder lumbosacralis)
– zentral	Verletzung des Zentral-nervensystems	Rückenmarkskompression oder nach Schlaganfall auftretender Schmerz
– gemischt	periphere und zentrale Verletzung	postherpetische Neuralgie
Sympathisch[b]	Verletzung der sym-pathischen Nerven	einige chronische post-operative Schmerzen

[a] Charakterisiert durch oberflächlichen Verbrennungsschmerz oder stechende Schmerzen mit sensorischem Verlust mit einem neurodermatomalen Muster.
[b] Charakterisiert durch oberflächlichen Verbrennungsschmerz mit einem arteriellen Muster. Einige der durch Nervenverletzung verursachten Schmerzen haben eine sympathische Komponente (z. B. Pancoast-Syndrom).

Die Ausbreitung peripherer Nervenschmerzen folgt der Anordnung der Neurodermen, die der sympathischen Schmerzen der arteriellen Versorgung. Zudem können – bei sympathischen Schmerzen – Röntgenaufnahmen der Gliedmaßen eine Osteoporose zeigen und die Knochenabtastung mit Isotopen kann „Herde höherer Konzentration (hot spots)“ nachweisen, die mit Metastasen verwechselt werden können. Wenn der Verdacht auf sympathische Schmerzen besteht, sollte möglichst eine diagnostische Sympathikusblockade mit Lokalanästhetikum durchgeführt werden. Dies dient nicht nur dazu, die Diagnose zu bestätigen, sondern schafft oft eine Linderung, die länger als die Wirkungsdauer des Lokalanästhetikums anhält. Stellt sich der Schmerz erneut ein, sollte eine neurolytische lumbale Sympathikusblockade zur Linderung der Schmerzen in den unteren Gliedmaßen in Betracht gezogen werden.

Beurteilung der Schmerzen

Die Beurteilung ist ein wesentlicher erster Schritt bei der Behandlung der Tumorschmerzen. Sie erfordert nicht nur Verständnis für das physische Problem, sondern auch für die psychologischen, sozialen und geistigen Komponenten des Leidens. Am besten wird dies durch einen interdisziplinären Ansatz erreicht. Die Verantwortung für die Auswertung liegt zunächst bei dem Arzt, bestimmte Aufgaben können jedoch von anderen Mitarbeitern des Gesundheitswesens übernommen werden. Die wichtigsten Maßnahmen bei der Beurteilung von Tumorschmerzen werden nachstehend beschrieben. Ihre Nichtbeachtung führt allzu häufig zu Fehldiagnosen und unangemessener Behandlung.

1. Den Schmerzbeschreibungen des Patienten Glauben schenken.

2. Diskussionen über die Schmerzen beginnen.
Bei der ersten Bewertung sollte der Mitarbeiter des Gesundheitswesens den Patienten gezielt auf Schmerzen ansprechen und sich nicht auf spontane Aussagen verlassen. Gelegentlich wird ein Patient nur widerwillig zugeben, daß er unter Schmerzen leidet, z. B. aus Angst vor Injektionen oder drohender Krankenhauseinweisung. Sollte es dem Patienten nicht möglich sein, die Schmerzen zu beschreiben (z. B. einem Kind oder einem hirngeschädigten Erwachsenen), können die folgenden Hinweise dabei helfen, den Schweregrad der Schmerzen einzuschätzen:

- Beobachtungen von Sorgeberechtigten, z. B. den Eltern;
- Laute, z. B. Stöhnen;
- Gesichtsausdruck, z. B. gerunzelte Stirn;
- Veränderungen der physiologischen Antwort, z. B. Zu- oder Abnahme des Blutdrucks;
- Reaktion auf eine Probedosis Analgetikum.

3. Beurteilung des Schweregrads der Schmerzen.
Es muß herausgefunden werden, ob die Aktivität durch die Schmerzen eingeschränkt und der Schlaf gestört wird. Ebenso soll der Grad an Linderung festgestellt werden, der in der Vergangenheit und Gegenwart durch

Medikation oder Maßnahmen zur Schmerztherapie erreicht wurde. Konventionelle Schmerzskalen können dabei helfen, sie sind aber nicht wesentlich. Es ist sowohl bei Kindern als auch bei Erwachsenen oft günstig, eine Auswahl verschiedener Beschreibungen (z. B. Druck, Schmerz, Brennen, Stechen) anzubieten und den Patienten zu bitten, die momentanen Schmerzen mit vergangenen Schmerzen zu vergleichen, z. B. mit Zahnschmerzen. Kinder unter acht Jahren können nicht dieselben Skalen oder verbalen Angaben benutzen wie Erwachsene. Kleine Kinder können in der Lage sein, die Intensität ihrer Schmerzen anhand einer Reihe von gezeichneten Gesichtern zu vermitteln, die vom Lachen bis zum Weinen reichen, und daraus das Gesicht auszuwählen, das die Schmerzen am ehesten beschreibt. Alternativ können dem Kind vier Münzen oder Kieselsteine vorgelegt werden, und es muß dann angeben, wieviele „Schmerzstücke" er oder sie fühlt, wobei vier Stücke die schlimmsten Schmerzen anzeigen. Ein ähnliches Verfahren ist bei Patienten anzuwenden, die nicht sprechen oder schreiben können, und bei denen eine Verständigung aufgrund unterschiedlicher Sprachen schwierig ist.

4. Erheben einer detaillierten Schmerzanamnese.
Eine detaillierte Anamnese muß aufgenommen werden, um die Lokalisation und die Verteilung der Schmerzen herauszufinden, deren Eigenschaft und Schweregrad, ob sie ununterbrochen anhalten oder in Schüben auftreten und welche Faktoren sie verschlimmern oder verbessern. Auch sollten Informationen über etwaige Schwäche und sensorische Dysfunktion eingeholt werden. Wenn möglich sollte die Anamnese durch Gespräche mit Familienangehörigen gesichert werden, die eventuell Informationen liefern können, die der Patient nicht geben kann oder will. Dies ist besonders bei einem Patienten wichtig, der den Schweregrad der Schmerzen und die dadurch hervorgerufene Beeinträchtigung des täglichen Lebens verharmlost. Informationen eines Familienangehörigen können ein Fingerzeig für die Ursache der Schmerzen sein.

5. Bewertung des psychologischen Zustands des Patienten.
Informationen über vergangene Krankheiten, den momentanen Level von Angst und Depressionen, Selbstmordgedanken und den Grad der Arbeitsunfähigkeit helfen dabei, die Patienten zu erkennen, die eventuell eine gezielte psychologische Unterstützung benötigen. Depressionen treten bei bis zu 25 % der Krebspatienten auf. Andere bekannte psychiatrische Syndrome wurden ebenfalls bei Patienten mit Tumorschmerzen beobachtet. Diese zu ermitteln, ist ein wichtiger Teil der Gesamtbewertung.

6. Durchführung einer vorsichtigen körperlichen Untersuchung.
Eine gründliche Anamnese und eine vorsichtige klinische Untersuchung können schon ausreichen, um die Ursache der Schmerzen festzustellen, so daß mit der geeigneten Therapie begonnen werden kann.

7. Verordnung aller erforderlichen Untersuchungen und persönliche Prüfung der Ergebnisse.
Aufwendige Untersuchungen sollten solchen Fällen vorbehalten sein, bei denen Zweifel an der Ursache der Schmerzen bestehen oder wo eine Entscheidung über die weitere Tumorbehandlung von der präzisen Lokalisation der Erkrankung abhängt. Obwohl Übersichtsröntgenaufnahmen ein nützliches Untersuchungsverfahren sind, sollten negative Ergebnisse nicht dazu führen, daß die klinische Diagnose verworfen wird. Übersichtsröntgenaufnahmen sind nicht für die Teile des Körpers geeignet, in denen sich die Schatten der Knochen überlagern, wie z. B. die Schädelbasis, C2, C7, T1 Wirbelkörper sowie das Kreuzbein.

Auch wenn eine Knochenuntersuchung mit Isotopen Anomalien der Knochen aufzeigt, bevor Veränderungen auf den Übersichtsröntgenaufnahmen erscheinen, ist dies nicht unbedingt ein Hinweis auf Knochenmetastasen. Osteoporose, zusammengefallene Wirbelkörper, Inaktivitätsatrophie, Paget-Krankheit und Osteomyelitis können einen positiven Knochenbefund verursachen. Ebenso schließt ein negatives Ergebnis Knochenmetastasen nicht aus. Desweiteren ist die Knochenuntersuchung einer vorher bestrahlten Stelle oft negativ, auch wenn eine manifeste Erkrankung vorliegen kann.

Computertomographie (CT) und Kernspintomographie (NMR) sind die nützlichsten diagnostischen Verfahren bei der Beurteilung der Krebspatienten, die mit Schmerzen leben. CT bietet eine detaillierte Darstellung der Knochen sowie der Weichteile und kann schon frühzeitig Veränderungen an den Knochen nachweisen. NMR ist besonders sinnvoll bei der Bewertung der Wirbelkörperbeteiligung, der epiduralen Rückenmarkskompression und der Gehirnmetastasen. CT wird auch bei einer Nadel-Plazierung während einer Biopsie eingesetzt und bei anästhesierenden Verfahren, wie der Blokkade des Solarplexus.

Die Behandlung mit Analgetika verbessert häufig deutlich die körperliche Fähigkeit eines Patienten, die für die notwendigen Untersuchungen gebraucht wird. Da die Schmerztherapie die Diagnose nicht behindert, können Analgetika während der Erforschung der Schmerzursache eingesetzt werden.

8. Erwägung alternativer Methoden der Schmerzbekämpfung.
Obwohl die Therapie der Schmerzen mit Arzneimitteln das tragende Element in der Bekämpfung von Tumorschmerzen ist, können alternative Methoden für einige Formen von Tumorschmerzen von erheblichem Nutzen sein. Die palliative Radiotherapie kann bei Patienten mit schmerzhaften Knochenmetastasen in vielen Fällen eine deutliche oder sogar vollständige Linderung erreichen. Wenn die Schmerzen durch eine pathologische Fraktur des Oberschenkel- oder Oberarmknochens verursacht werden, bietet sich für die Behandlung eine orthopädische Fixierung an.

9. Überwachung der Behandlungsergebnisse.
Weiterführende Bewertung und Behandlung erfordern ein interdisziplinäres Team und bauen stark auf die Beobachtungen des Gesundheitspersonals, das die Behandlung durchführt. Der Arzt und andere Mitarbeiter des Gesundheitswesens müssen bestimmte und spezifische Methoden für den Informationsaustausch bezüglich der Behandlungsfortschritte entwickeln, so daß nach Bedarf schnelle Änderungen in der Behandlung vorgenommen werden können. Dies erfordert eine fortlaufende Betreuung.

Nach der Bewertung sollte der Arzt wissen, ob der Schmerz:

- durch Krebs oder eine andere Erkrankung verursacht wird;
- ein spezifisches Tumorschmerzsyndrom darstellt;
- nozizeptiv, neuropathisch oder gemischt nozizeptiv-neuropathisch ist;
- mit einem signifikanten Grad psychologischer Erschöpfung verbunden ist;
- einen negativen Einfluß auf die Familie des Patienten und/oder das Gesundheitspersonal hat.

Behandlungsstrategie

Die Behandlung des Patienten sollte mit einer direkten und offenen Aufklärung über die Ursachen der Schmerzen beginnen. Viele Schmerzen werden am besten mit einer Kombination aus medikamentösen und nicht-medikamentösen Maßnahmen behandelt. Trotzdem bilden Analgetika und eine begrenzte Anzahl anderer Medikamente den Schwerpunkt der Tumorschmerzbehandlung (Tabelle 4). Die Tumorbehandlung und die medikamentöse Therapie der Tumorschmerzen können gleichzeitig erfolgen. Einige Schmerzformen können gut mit einer Kombination aus Nicht-Opioid und Opioid behandelt werden. Andere sprechen auf die Kombination eines Kortikosteroids und Opioids an. Neuropathische Schmerzen reagieren oft nur wenig auf nicht-opioide und opioide Analgetika, können jedoch durch trizyklische Antidepressiva und Antikonvulsiva gelindert werden. Für die optimale medikamentöse Behandlung ist es wichtig zu wissen, daß der neuropathische Schmerz Opioiden gegenüber häufig resistent ist.

Krebspatienten haben vielfach große Sorgen und Ängste und können möglicherweise depressiv werden. Sehr ängstliche oder stark depressive Patienten benötigen eventuell zusätzlich zum Analgetikum ein adäquates Psychopharmakon. Wenn dieser Umstand nicht berücksichtigt wird, ist eine Beeinflussung des Schmerzes fraglich.

Tabelle 4
Liste der Basis-Arzneimittel für die Linderung tumorbedingter Schmerzen

Kategorie	Basis-Arzneimittel	Alternativen
Nicht-Opioide	Acetylsalicylsäure (ASA) Paracetamol Ibuprofen Indometacin	Cholin-Magnesium-Trisalicylat Diflunisal Naproxen Diclofenac
Opioide bei leichten bis moderaten Schmerzen[a]	Codein[b]	Dihydrocodein Dextropropoxyphen standardisiertes Opium Tramadol Tilidin/Naloxon
Opioide bei moderaten bis schweren Schmerzen[a]	Morphin	Hydromorphon Levorphanol Pethidin Methadon Oxycodon[c] Buprenorphin[c]
Opioid-Antagonist	Naloxon	
Antidepressiva[d]	Amitriptylin	Imipramin
Antikonvulsiva[d]	Carbamazepin	Valproinsäure
Kortikosteroide[e]	Prednisolon Dexamethason	Prednison Betamethason

[a] Aus praktischen Gründen sind Opioide unterteilt in solche für leichte bis moderate Schmerzen und solche für moderate bis schwere Schmerzen, hauptsächlich auf der Basis der bekannten Gebrauchsmuster.

[b] Codein und einige andere Opioide für leichte bis moderate Schmerzen sind in den meisten Ländern *keine* verschreibungspflichtigen Arzneimittel. Dies kann den Zugang erleichtern.

[c] Buprenorphin ist ein partieller Antagonist (d. h. es hat eine pharmakologische Sättigung). In niedrigen Dosierungen (0,2 mg alle 8 Stunden) ist es eine Alternative zu Codein. In höheren Dosierungen (bis zu 1 mg alle 8 Stunden) entspricht es etwa 30 mg oralen Morphins alle 4 Stunden.

[d] Antidepressiva und Antikonvulanzien sind die Mittel der Wahl bei neuropathischen Schmerzen.

[e] Wertvoll bei Schmerzen durch Nervenkompression oder Rückenmarkskompression; auch bei Kopfschmerzen aufgrund von erhöhtem intrakranialen Druck. Kann als Alternative zu oder in Verbindung mit einem nicht-steroidalen, entzündungshemmenden Arzneimittel (NSAID) bei Knochenschmerzen verabreicht werden. Wenn es in Verbindung mit einem NSAID angewendet wird, besteht eine erhöhte Wahrscheinlichkeit für unerwünschte gastrische Wirkungen und für Flüssigkeitsverhalt.

Gebrauch von Analgetika

Für 70–90 % der Patienten gibt es eine relativ kostengünstige und zudem effektive Methode zur Linderung des Krebsschmerzes. Einige Zentren in verschiedenen Ländern haben die Methode anhand einer Feldstudie in den 80er Jahren getestet und ihre Effektivität bewiesen. Die Methode kann in fünf Schlagworten zusammengefaßt werden:

- „Oral";
- „Nach der Uhr";
- „Nach dem Stufenplan";
- „Für das Individuum";
- „Beachtung von Details".

„Oral"

Analgetika sollen möglichst oral verabreicht werden. Rektale Suppositorien bieten sich bei Patienten mit Dysphagie, unkontrolliertem Erbrechen oder gastrointestinaler Obstruktion an. In diesen Situationen stellen dauerhafte subkutane Infusionen eine alternative Behandlungsmethode dar. Verschiedene mechanische und batteriebetriebene bewegliche Infusionspumpen stehen zur Verfügung.

„Nach der Uhr"

Analgetika sollten „nach der Uhr" verabreicht werden, d. h. nach festgelegten Zeitintervallen. Die Dosis der Analgetika sollte gemäß den Schmerzen des Patienten so eingestellt, d. h. graduell gesteigert werden, bis sich der Patient wohlfühlt. Bevor die Wirkung der vorhergehenden vollkommen nachgelassen hat, sollte die nächste Dosis gegeben werden. Auf diese Art und Weise ist eine dauerhafte Schmerzlinderung möglich. Einige Patienten benötigen eine „Rettungsdosis" für schubhaft (intermittierend) und plötzlich auftretende Schmerzen. Solche Dosen, die 50–100 % der regulären Vier-Stunden-Dosis ausmachen sollten, werden zusätzlich zu der regulären Behandlung gegeben.

Abb. 1: Der Drei-Stufenplan der Analgetika

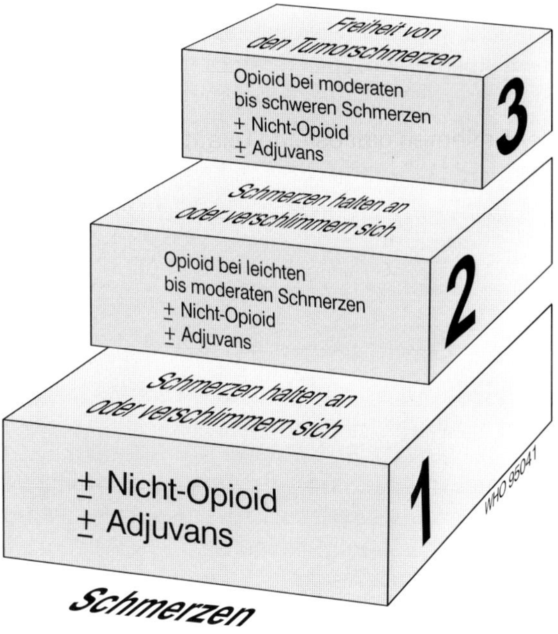

„Nach dem Stufenplan"

Den folgerichtigen Gebrauch der Medikamente zeigt die Abbildung 1. Die erste Stufe ist ein Nicht-Opioid. Wenn dieses die Schmerzen nicht lindert, sollte ein Opioid für leichten bis moderaten Schmerz hinzugefügt werden. Beeinflußt das Opioid für leichte bis moderate Schmerzen in Kombination mit dem Nicht-Opioid die Schmerzen nicht, sollte es durch ein Opioid für moderate bis starke Schmerzen ersetzt werden. Nur ein Arzneimittel aus jeder Gruppe sollte gleichzeitig angewendet werden. Bei spezifischen Indikationen können auch adjuvante Arzneimittel gegeben werden (siehe Seite 32).

Wenn ein Medikament keine Wirkung zeigt, sollte nicht auf ein anderes Arzneimittel mit ähnlicher Wirkung zurückgegriffen werden (z. B. von Codein auf Dextropropoxyphen), sondern ein tatsächlich stärkeres Medikament verschrieben werden (z. B. Morphin).

„Für das Individuum“

Für opioide Medikamente gibt es keine Standarddosierungen. Die „richtige“ Dosis ist die diejenige, welche die Schmerzen des Patienten lindert. So reicht das Spektrum oraler Morphine beispielsweise von nur 5 mg bis zu mehr als 1.000 mg alle 4 Stunden. Die bei leichten bis moderaten Schmerzen angewandten Arzneimittel haben in der Praxis wegen ihrer Zusammensetzung (z. B. kombiniert mit Acetylsalicylsäure oder Paracetamol, die in hohen Dosen toxisch sind) oder aufgrung der disproportionalen Zunahme der unerwünschten Nebenwirkungen bei höherer Dosierung (z. B. Codein) eine definierte Dosierung.

„Beachtung von Details“

Die Notwendigkeit der regelmäßigen Gabe schmerzlindernder Stoffe wird betont. Orales Morphin wird alle 4 Stunden verabreicht. Die erste und die letzte Tagesdosis sollte mit dem Schlaf- und Wachrhythmus des Patienten verbunden werden. Die besten weiteren Zeiten des Tages sind generell 10.00, 14.00 und 18.00 Uhr. Mit diesem Zeitplan wird ein Gleichgewicht zwischen der Dauer der analgetischen Wirkung und der Schwere der Nebenwirkung erreicht.

Das Dosierungsschema der Medikamente ist im Idealfall für den Patienten und seine oder ihre Familie **ausführlich** formuliert, damit sie es verwenden können. Die Namen der Medikamente, der Grund der Anwendung (z. B. „für Schmerzen“, „für den Darm“), die Dosierung (Menge der ml, Anzahl der Tabletten) und die Häufigkeit der Anwendung pro Tag sollten aufgeführt sein. Über möglicherweise auftretende unerwünschte Nebenwirkungen muß der Patient informiert werden.

Wahl des Analgetikums

Nicht-opioide Analgetika

Die nicht-opioiden Analgetika umfassen die Acetylsalicylsäure (ASA), andere nicht-steroide Wirkstoffe mit antiphlogistischen Eigenschaften (NSAID) und Paracetamol. ASA, Paracetamol, Ibuprofen und Indometacin sind alle in der *Liste der notwendigen Arzneimittel (2)* aufgeführt. In den meisten Ländern stehen viele NSAIDs zur Verfügung, und die Auswahl hängt von Faktoren wie beispielsweise dem lokalen Vorrat und den Kosten ab. NSAIDs inklusive ASA sind bei der Behandlung von Schmerzen wegen Knochenmetastasen besonders wichtig. In den betroffenen Knochen findet sich oft – verursacht durch die Krebszellen – eine hohe lokale Konzentration von Prostaglandinen, und die NSAIDs wirken teilweise durch Blockade der Prostaglandin-Biosynthese. Patienten mit Knochenschmerzen, die ASA nicht vertragen, können mit einem alternativen NSAID behandelt werden (Tabelle 4). Die Nicht-Opioide sind auch bei der Behandlung von Schmerzen, die durch Weichteil- und Muskelinfiltration verursacht werden, besonders hilfreich. Arzneimittel dieser Gruppe haben einen „Sättigungsgrad", d. h. eine Steigerung der Dosis über die angegebene Dosierung hinaus führt nicht zu einer weiteren Linderung. Wenn der Schmerz nicht adäquat mit einem Nicht-Opioid gelindert werden kann, sollte zusätzlich ein Opioid verabreicht werden.

Gebrauch von nicht-opioiden Analgetika

Dosierungsempfehlungen für nicht-opioide Analgetika sind in Tabelle 5 aufgeführt. Um das Risiko allergischer Phänomene zu minimieren, muß der Patient vorher befragt werden, ob er/sie ASA und ASA-ähnliche Bestandteile verträgt. Wenn besorgniserregende unerwünschte Nebenwirkungen auftreten, ist der Wechsel zu einem alternativen Nicht-Opioid angezeigt. Persistiert die unerwünschte Nebenwirkung, sollte zu einem Opioid gewechselt werden. Patienten mit einer beeinträchtigten Thrombozytenfunktion dürfen weder Paracetamol noch nicht-acetylierte Salicylate erhalten, z. B. Cholin-Magnesium-Trisalicylat oder Diflunisal. Mehr als 1 g Diflunisal pro Tag beeinflußt die Thrombozytenfunktion eventuell nachteilig.

Tabelle 5
Nicht-opioide Arzneimittel zur Therapie von Tumorschmerzen

Arzneimittel	Standarddosierung	unerwünschte Nebenwirkungen
Acetylsalicylsäure (ASA)	500–600 mg alle 4–6 Stunden	Magenreizung – Dyspepsie und fäkaler Blutabgang
	Unerwünschte Magenbeschwerden können verringert werden, wenn ASA mit Milch, nach den Mahlzeiten oder mit Antazida eingenommen wird. Die Gabe von mehr als 4 g pro Tag führt möglicherweise zu toxischen Auswirkungen wie Tinnitus, Taubheit und anderen Symptomen der Salicylvergiftung.	
	Einige zytotoxische Arzneimittel (z. B. Methotrexat) sind stark proteingebunden und werden zum Teil durch Salicylate ersetzt. Dies kann zu erhöhter Toxizität führen, wenn die Dosis nicht entsprechend angepaßt wird.	
	Bemerkung: kann als Suppositorium gegeben werden.	
Paracetamol	650–1000 mg alle 4–6 Stunden	Leber- und Nierentoxizität
	Bei Patienten mit Leberschäden ist Vorsicht geboten. Die Gesamtdosis pro Tag sollte 6 g nicht überschreiten.	
	Bemerkung: kann als Suppositorium gegeben werden.	
Ibuprofen	400 mg alle 4–6 Stunden	Geringe Wahrscheinlichkeit von gastrointestinalen Wirkungen
	Zunehmende Schmerzlinderung kann mit Dosierungen bis zu 3 g erreicht werden.	
Indometacin	25 mg alle 6 Stunden	Größere Wahrscheinlichkeit von gastrointestinalen Wirkungen
	Die empfohlene Maximaldosis beträgt 200 mg täglich.	
	Bemerkung: kann als Suppositorium gegeben werden.	

Gelegentlich tritt eine **Hypersensitivität** als idiosynkratische Reaktion auf. Dieses Syndrom kann sich innerhalb von Minuten nach der Arzneimitteleinnahme entwickeln. Die Erscheinungsformen reichen von vasomotorischer Rhinitis mit starker Wassersekretion, angioneurotischen Ödemen, Urtikaria und Bronchialasthma bis hin zu Kehlkopfödemen und Bronchokonstriktion, niedrigem Blutdruck, Schock, Bewußtseinsverlust bis zum vollständigen vasomotorischen Kollaps. Diese Reaktion kann selbst nach geringen Mengen von ASA oder sonstigen NSAIDs auftreten.

Wenn ein nicht-opioides Arzneimittel die Schmerzen nicht mehr adäquat lindert, sollte ein opioides Analgetikum zugefügt werden.

Opioide Analgetika

Opioide Analgetika können in der Praxis unterteilt werden in solche, die bei **leichtem bis moderatem Schmerz** einsetzbar sind und solche, die bei **moderatem bis schwerem Schmerz** Anwendung finden. Die Unterscheidung ist willkürlich; sie hängt von der Existenz des „Sättigungsgrads" und der Art und Weise ab, in der diese Medikamente gewöhnlich verschrieben werden.

Oral angewendete opioide Analgetika versprechen bei den meisten Patienten eine effektive Schmerzlinderung und sind einfach in ihrer Handhabung. Der sichere und rationelle Gebrauch von opioiden Analgetika erfordert ein Verständnis ihrer klinischen Pharmakologie.

Der Einsatz der opioiden Analgetika ist mit der Entwicklung einer physischen Abhängigkeit und Toleranz verbunden. Es handelt sich dabei um normale pharmakologische Reaktionen auf den dauerhaften Gebrauch dieser Substanzen. Die physische Abhängigkeit wird durch Entzugserscheinungen charakterisiert, die auftreten, wenn die Behandlung abrupt gestoppt oder ein Antagonist injiziert wird. Toleranz definiert sich durch die sinkende Effektivität und abnehmende Wirksamkeitsdauer des Arzneimittels bei wiederholter Verabreichung, die eine größer werdende Dosierung erfordert, um den analgetischen Effekt aufrechtzuerhalten. In der Praxis stehen physische Abhängigkeit und Toleranz dem effektiven Gebrauch dieser Medikamente nicht entgegen. Patienten mit einem stabilen Erkrankungsverlauf können oft über Wochen oder Monate mit einer gleichbleibenden Dosis behandelt werden.

Psychologische Abhängigkeit oder „Medikamentenabhängigkeit" *(3)* ist ein Verhaltensmuster, das durch krankhafte Sucht nach dem Medikament und extremer Beschäftigung mit dessen Beschaffung gekennzeichnet ist. Übertriebene Angst vor psychologischer Abhängigkeit führte dazu, daß Ärzte und Patienten die Opioid-Dosen nicht in angemessener Weise einsetzten. Lange klinische Erfahrung hat gezeigt, daß in Reaktion auf die Opioid-

Einnahme zur Schmerzlinderung keine psychologische Abhängigkeit bei den Krebspatienten auftritt. Dies gilt sowohl bei Kindern als auch bei Erwachsenen.

Es muß betont werden, daß der Einsatz von Opioiden beendet werden kann, wenn die Ursache des Schmerzes mit einer Krebstherapie behandelt wird (z. B. Radio- oder Chemotherapie). Um Entzugserscheinungen zu vermeiden, sollte die Dosierung graduell gesenkt werden. Nach einer abrupten Schmerzabnahme (z. B. nach einem Nervenblock oder einer chirurgischen Strangresektion) sollte die Dosierung auf 25 % der Ausgangsdosis reduziert werden. Ist die Maßnahme erfolgreich, kann die Dosierung alle 2 bis 3 Tage vermindert und komplett eingestellt werden, wenn der Schmerz nicht wieder auftritt. Auf diese Art und Weise lassen sich Entzugserscheinungen vermeiden.

Verschiedene Faktoren müssen bei der effektiven Nutzung der Opioide beachtet werden. Dazu gehören:

- vorherige Opioid-Exposition;
- Schwere und Art des Schmerzes;
- Alter des Patienten;
- Tumorausmaß, insbesondere hepatische und renale Beteiligung;
- gleichzeitig auftretende Erkrankung.

Da die Reaktion von Patient zu Patient unterschiedlich ausfällt, ist es nötig, das beste Medikament herauszufinden und es in der Dosierung anzuwenden, deren Wirkung die größten Erfolge zeigt. Es gibt keine empfohlene Standarddosierung. Bei älteren Patienten sollte mit einer geringen Dosis begonnen werden, da sie möglicherweise aufgrund der Veränderungen in der Pharmakokinetik der Opioide stärker reagieren. Die Anfangsdosierung bei Kindern sollte sich nach dem Körpergewicht richten.

Die meisten opioiden Analgetika werden primär in der Leber abgebaut und ihre Ausscheidung ist entsprechend von der Leberfunktion abhängig. Eine Lebererkrankung ist dennoch keine Kontraindikation für die Anwendung der Opioide. Bei Patienten mit einer Leberzirrhose konnte gezeigt werden, daß die orale systemische biologische Verfügbarkeit (der Teil einer oralen Dosis, der den Kreislauf erreicht) für Dextropropoxyphen und Pethidin zunimmt (Tabelle 6). Gleichzeitig nimmt die Clearance-Rate des Medikaments aus dem Blut ab und die Intensität und Dauer der Wirkung des Arzneimittels nehmen zu. Dies führt zu einer Verstärkung der Arzneimittelwirkung bei vergleichbar geringen Dosen.

Die Metaboliten der meisten Arzneimittel werden durch die Nieren ausgeschieden. Eine renale Dysfunktion kann deswegen zu einer Akkumulation der Metaboliten führen (Tabelle 6). Von besonderer Bedeutung ist dies im Fall von Morphin, da Morphin-6-Glucuronid (M6G) ein aktiver Metabolit ist.

Tabelle 6
Durch Krankheit induzierte Änderungen in der Pharmakokinetik der Opioide[a]

Erkrankung	Opioid	Wirkung
Zirrhose	Dextropropoxyphen	Gesteigerte biologische Verfügbarkeit, verminderte Clearance
	Pethidin	Gesteigerte biologische Verfügbarkeit, verminderte Clearance
Nieren-versagen	Dihydrocodein	Verminderte Clearance
	Dextropropoxyphen	Zunahme von Norpropoxyphen (ein toxischer Metabolit)
	Morphin	Zunahme von Morphin-6-Glucuronid (ein aktiver Metabolit)
	Pethidin	Zunahme von Norpethidin (ein toxischer Metabolit)

[a] Entnommen aus Literaturquelle *4*.

Die Plasma-Halbwertszeit von M6G liegt zwischen 2,5 und 7,5 Stunden, und eine zentrale Depression z. B. Sedierung und Atemdepression kann die Folge sein, wenn die Morphindosis nicht reduziert wird. Pethidin wird in Norpethidin umgewandelt, das eine normale Halbwertszeit von 12–16 Stunden hat. Norpethidin verursacht in hohen Konzentrationen Muskelkrämpfe und Anfälle. Bei Patienten mit renaler Dysfunktion sollte Pethidin deswegen nicht und Morphin nur mit Vorsicht angewendet werden. Einige Leber- und Nierenerkrankungen sind mit geringen Albuminwerten verbunden. Dies kann die Plasmaproteinbindung senken und zu einem Anstieg der Opioid-Wirkung führen. Schwere Unterernährung kann möglicherweise die Verteilung und Wirksamkeit dieser Medikamente im Körper verändern und damit ihre Wirkungen modifizieren. Da noch zu wenig Daten über den

Gebrauch von Opioiden bei unterernährten Patienten vorliegen, ist Vorsicht geboten. Unterernährung ist aber keine Kontraindikation für Opioide. Eine längere Plasma-Halbwertszeit bei Neugeborenen kann die verlängerte Wirkungsdauer des Morphins in dieser Gruppe erklären. Bei Kindern, die älter als einen Monat sind, entspricht der Morphin-Metabolismus jedoch dem von Erwachsenen oder ist schneller.

Gebrauch von opioiden Analgetika

Zwei Opioide – Codein und Morphin – sind in der *Liste der notwendigen Arzneimittel (2)* aufgeführt, während Pethidin auf der Ergänzungsliste steht. In vielen Ländern sind andere Opioide verfügbar. Obwohl Pethidin für die Behandlung des akuten, schweren Schmerzes wertvoll ist, hat es einige Nachteile, wenn es regelmäßig bei Krebspatienten eingesetzt wird. Es sollte nicht angewandt werden, wenn es andere Alternativen gibt.

Codein oral

Codein kann in Dosierungen von 30–120 mg alle 4 Stunden oral gegeben werden. Oberhalb dieser Dosis können die unerwünschten Nebenwirkungen disproportioniert zur Schmerzlinderung ansteigen. Die unerwünschten Nebenwirkungen von Codein sind im wesentlichen die, die für alle Opioide bekannt sind (siehe Seite 27).

Morphin oral

Morphin kann gegeben werden als:

- einfache wäßrige Lösung des Sulfates oder Hydrochloridsalzes alle 4 Stunden (ein antimikrobieller Schutz kann hinzugefügt werden);
- Tabletten, alle 4 Stunden;
- langsam wirkende Tabletten alle 12 Stunden.

Die wirksame analgetische Dosierung des Morphins variiert beträchtlich und reicht von 5 mg bis zu mehr als 1.000 mg alle 4 Stunden. Bei den meisten Patienten kann der Schmerz mit Dosen von 10–30 mg alle 4 Stunden bekämpft werden. Die wirksame Dosis schwankt teilweise aufgrund der systemischen biologischen Verfügbarkeit. **Die richtige Dosis ist die Dosis, die wirkt.** Das Medikament muß „nach der Uhr" gegeben werden und nicht nur dann, wenn der Patient Schmerzen hat. Der Gebrauch von Morphin sollte von der Intensität des Schmerzes bestimmt sein und nicht von der Lebenserwartung abhängen.

Wenn der Patient eine plötzliche Attacke von starken Schmerzen hat, sollte sofort eine „Rettungsdosis" Morphin verabreicht werden und, wenn nötig, nach einer Stunde wiederholt werden. Nachdem der Schmerz gelindert ist, wird die reguläre Dosis überprüft und – falls erforderlich – gesteigert.

In einigen Ländern sind langsam wirkende Morphin-Tabletten in Stärken von 10 mg bis zu 200 mg erhältlich. Diese Tabletten müssen gewöhnlich nur alle 12 Stunden gegeben werden.

Andere opioide Analgetika

Bei den meisten Patienten, die ein Opioid bei moderaten bis schweren Schmerzen benötigen, erweist sich Morphin effektiv und akzeptabel und ist das Mittel der Wahl. Wenn ein Patient nicht auf Morphin anzusprechen scheint, sollte eine Alternative versucht werden.

Standardisiertes Opium

Standardisiertes Opium ist stark verdünntes Morphin. Der Morphingehalt variiert, liegt aber gewöhnlich bei 10 % des Opium-Puder-Gewichtes. In einigen Ländern ist Opium mit ASA in einer Tablette mit fixierter Dosierung kombiniert.

Tramadol

Tramadol ist ein synthetisches, zentral wirksames Analgetikum, mit sowohl opioiden als auch nicht-opioiden Eigenschaften. Es wird sofort durch den gastrointestinalen Trakt aufgenommen, was sich in einer 70%igen biologischen Verfügbarkeit zeigt. Obwohl über seine Potenz im Vergleich zu oral gegebenem Codein und Morphin immer noch debattiert wird, scheint es etwa doppelt so stark wie Codein und ein Fünftel so stark wie Morphin zu sein. Wenn es parenteral verabreicht wird, hat Tramadol etwa ein Zehntel der Stärke von Morphin. Die biologische Umwandlung resultiert in einem aktiven Metaboliten, der 2–4mal stärker ist als Tramadol und eine Plasmahalbwertszeit von etwa 6 Stunden hat. Die übliche orale Dosis beträgt 50–100 mg alle 4–6 Stunden. Tramadol verursacht weniger Obstipation und Atemdepression als andere Opioide mit gleicher analgetischer Dosierung. Wegen seiner geringen Neigung für die Ausbildung einer Abhängigkeit ist es kein verschreibungspflichtiges Arzneimittel.

*Tilidin/Naloxon**

Tilidin ist ein Opioidanalgetikum aus der Gruppe der Cyclohexene; es ist chemisch nicht aus der Reihe der Morphinderivate. Tilidin ist ein Prodrug, welcher schnell und vollständig resorbiert wird und hepatisch in den aktiven Metaboliten Nortilidin umgewandelt wird. Die Bioverfügbarkeit liegt bei 98 %. Durch die Kombination mit dem Opioid Antagonisten Naloxon ist der Mißbrauch durch Drogenabhängige erfolgreich verhindert: In therapeutischen Dosierungen wird der oral aufgenommene Naloxon-Anteil vollständig hepatisch metabolisiert. Erst bei weit übertherapeutischen Dosierungen, wird Naloxon pharmakodynamisch wirksam.
Tilidin/Naloxon kann oral bis zu Tagesdosen von 600 mg (bezogen auf Tilidin) täglich gegeben werden und hat etwa 1/5 der Potenz von oral gegebenen Morphin. Als Besonderheit ist die nicht vorhandene Obstipation hervorzuheben; eine prophylaktische Laxantien-Gabe ist deshalb überflüssig. Außerdem kann Tilidin/Naloxon auch bei niereninsuffizienten oder dialysepflichtigen Patienen ohne Dosiseinschränkung angewendet werden; eine Kumulation tritt auch bei älteren Patienten nicht auf. Ebenfalls sind Diuresehemmung und Atemdepression nicht bekannt. Die Tropfen-Lösung eignet sich gut für die orale Akuttherapie wegen des schnellen Wirkeintritts. Für die längerfristige Therapie stehen Retard-Formulierungen mit 50 mg, 100 mg und 150 mg zur Verfügung; sie wirken über 12 Std..

Hydromorphon

Wenn Hydromorphon oral verabreicht wird, ist es ungefähr 8mal stärker als Morphin, wird es injiziert, ist es jedoch nur noch 6mal stärker. Die Dauer der Wirkung beträgt 3–4 Stunden. Die übliche Startdosis liegt bei 1–2 mg oral oder 1 mg bei subkutaner Injektion. Bei der Injektion benötigen die meisten Patienten ein Drittel bis die Hälfte der vorherigen, ausreichenden oralen Dosierung.

Levorphanol

Levorphanol ist ungefähr 5mal stärker als Morphin und verspricht für etwa 6 Stunden Linderung. Ähnlich wie Methadon akkumuliert es möglicherweise im Blut und führt bei wiederholter Gabe eventuell zu einer Sedierung. Die übliche Startdosis beträgt 2 mg 4mal täglich oral. Wenn das Medikament injiziert wird, sollte die Dosis halbiert werden.

---

* Aktuelle Ergänzung des Deutschen Grünen Kreuzes.

Pethidin
Pethidin ist ein synthetisches opioides Analgetikum. Seine Wirkung ist im allgemeinen der von Morphin ähnlich. Es hat ebenfalls anticholinerge Eigenschaften. Bei der Linderung starker Schmerzen ist es nicht so wirksam wie Morphin, aber in hoher Dosierung ist es wesentlich effektiver als Codein. Es wirkt generell kürzer als Morphin, mit einer Schmerzfreiheit bis zu 3 Stunden.

Pethidin ist *keine* gleichwertige Alternative zu Morphin. Es sollte aufgrund seiner kürzeren Wirkungsdauer alle 3 Stunden den Patienten mit schweren Tumorschmerzen gegeben werden. Dosierungen von Pethidin und Morphin, die eine vergleichbare analgetische Wirkung haben, verursachen eine ähnliche Inzidenz der unerwünschten Nebenwirkungen. Mit Pethidin steigt die Inzidenz der unerwünschten Nebenwirkungen im Zentralnervensystem (ZNS) (Zittern, Zucken, Unruhe und Krämpfe) bei Dosierungen über 100 mg alle 3 Stunden beträchtlich an. Pethidin sollte nicht verabreicht werden an Patienten:

- mit beeinträchtigter Nierenfunktion aufgrund der größeren Wahrscheinlichkeit der unerwünschten Nebenwirkungen auf das Zentralnervensystem;
- die Monoaminoxidase-Inhibitoren einnehmen wegen der Wahrscheinlichkeit von hypertonischen oder hypotonischen Krisen.

Phenobarbital und Chlorpromazin erhöhen die Toxizität des Pethidins.

Methadon
Methadon ist ein synthetisches, opioides Analgetikum, dessen Wirkungen denen des Morphins ähneln. Oral verabreicht ist es etwa halb so effektiv, wie nach subkutaner Injektion. Seine Plasmahalbwertszeit variiert von etwa 8–80 Stunden. Nach 7–14 Tagen können stabile Level erreicht werden. Dies muß berücksichtigt werden, da sonst möglicherweise Probleme aufgrund einer Akkumulation auftreten können, besonders bei Patienten, die geschwächt oder älter sind. Seine effektive analgetische Dosierungsspannbreite entspricht der des Morphins. Es bewirkt eine Schmerzfreiheit, die 6–12 Stunden anhält.
Im Vergleich zu Morphin muß bei dem Gebrauch von Methadon größere Sorgfalt walten, besonders zu Beginn, wenn die Reaktion des Patienten noch nicht vollständig bekannt ist. Zusätzliche Sorgfalt sollte herrschen, wenn gleichzeitig Psychopharmaka verabreicht werden.
Rifampicin, ein Tuberkuloseantibiotikum, beschleunigt den Metabolismus des Methadons und ruft gelegentlich Entzugserscheinungen hervor.

Oxycodon

Oxycodon ist ein synthetisches Derivat von Thebain und ist in seiner Struktur dem Codein verwandt. Oxycodon-Hydrochlorid besitzt eine gute orale biologische Verfügbarkeit (ungefähr 50–70 %) und scheint so wirksam wie Morphin zu sein. Die analgetische Wirkung hält 3–5 Stunden an. Über das Vorhandensein einer „Grenzdosis" wird zur Zeit debattiert. Oxycodon kann rektal verabreicht werden und gibt dann eine etwas längere Schmerzfreiheit. Unerwünschte Nebenwirkungen entsprechen denen des Morphins.

Buprenorphin

Buprenorphin ist ein partieller Agonist; es zeigt morphinähnliche Wirkungen, hat aber einen „Sättigungsgrad" von 3–5 mg pro Tag. Es ist daher keine vollkommene Alternative zu Morphin. Wird es gleichzeitig mit Morphin oder einem anderen starken Opioid in hoher Dosierung gegeben, besteht die Möglichkeit einer *Abnahme* der analgetischen Wirkung, da der Hauptagonist (Morphin) vom Opioid-Rezeptor durch den partiellen Agonisten (Buprenorphin) verdrängt wird.

Der Wirkungsbeginn tritt etwa 30 Minuten nach der Einnahme ein, und die volle Wirkung wird nach 3 Stunden beobachtet. Die Wirkungsdauer beträgt 6–9 Stunden. Die meisten Patienten sind mit einem Acht-Stunden-Plan gut eingestellt. Das Medikament wird sublingual oder parenteral verabreicht (0,4 mg sublingual entspricht 0,3 mg durch Injektion). Wenn Buprenorphin oral eingenommen wird, ist die Wirkung durch den first-pass-Effekt des Lebermetabolismus stark reduziert.

Sublingual verabreichtes Buprenorphin ist etwa 60mal stärker als oral gegebenes Morphin, d. h. 0,2 mg sublingual alle 8 Stunden entsprechen 6 mg Morphin oral alle 4 Stunden. Patienten, deren Schmerzen nicht länger durch Buprenorphin gelindert werden können, sollte Morphin-Sulfat oral als Ersatz verabreicht werden. Die tägliche Anfangsdosis des Morphins sollte in diesem Fall 100mal größer sein als die vormals verabreichte tägliche Dosis des Buprenorphins. Die Gabe sollte in einen bequemen Vier-Stunden-Morphin-Plan umgewandelt werden.

Die Wahl der Anfangsdosis

Die Anfangsdosis eines Opioides gegen moderaten bis schweren Schmerz hängt hauptsächlich von der vorherigen Medikation des Patienten ab. Für solche Patienten, die vorher 60–100 mg Codein oral erhalten haben, bietet sich gewöhnlich eine Anfangsdosis von 10–15 mg Morphin an (Tabelle 7).

Tabelle 7
Orale Opioide für moderate bis schwere Schmerzen: typische Anfangsdosen

Opioid	Anfangsdosen (mg)
Morphin	10–15
Hydromorphon	1–2
Oxycodon	5–15
Methadon	5–10
Levorphanol	1–2
Pethidin	50–100

Wenn der Patient nach der ersten Dosis schmerzfrei, aber sehr schläfrig ist, sollte die zweite Dosis um 50 % geringer sein. Wenn die Therapie der Schmerzen 24 Stunden nach der Medikation ungenügend ist, sollte die Anfangsdosis erhöht werden. Die zusätzlich benötigte Menge dient als Richtlinie für den Bedarf des Patienten. Eine typische Zunahme sind 50 %, obwohl es am Anfang mehr sein kann. In den dazwischen liegenden Zeiträumen können „Rettungsdosen" verabreicht werden. Der Patient muß nach 24 und 72 Stunden untersucht werden, vorzugsweise durch den Arzt.

Nachtdosierung

Das Medikament sollte in der Nacht oder in einer größeren Dosierung zur Schlafenszeit verabreicht werden, um den Plasma-Level des Arzneimittels im wirksamen Bereich zu halten. Mit einer doppelten Dosis Morphin zur Schlafenszeit benötigen viele Patienten bis zum nächsten Morgen keine weitere Dosis. Bei langsam wirkenden Präparaten und bei lange wirkenden Medikamenten wie Methadon und Buprenorphin ist eine doppelte Dosis nicht nötig.

Unerwünschte Nebenwirkungen

Obstipation ist die häufigste unerwünschte Nebenwirkung. Die Verwendung von Laxanzien wird unter „Zusätzliche medikamentöse Hilfsmittel" besprochen (siehe Seite 34).
Übelkeit und Erbrechen treten bei über 50 % aller Krebspatienten auf, die Opioide bei moderaten bis schweren Schmerzen erhalten. Die Verwendung von Antiemetika wird unter „Zusätzliche medikamentöse Hilfsmittel" besprochen (siehe Seite 33).

Somnolenz und Verwirrung. Der Patient sollte vor anfänglicher Somnolenz gewarnt werden. Üblicherweise hört dies nach 3–5 Tagen bei konstanter Dosierung auf. Dies gilt auch für Zustände der Verwirrung, die hauptsächlich bei älteren Patienten auftreten. Wenn der Patient aber stark sediert oder ausgesprochen verwirrt ist, kann es notwendig sein, die Dosis zu reduzieren und langsamer neu einzustellen.
Bei einigen Patienten ist eine anhaltende auffällige Verwirrung zu beobachten. Mit Ausnahme der Patienten, die dem Tode sehr nahe sind, ist die häufigste Ursache für anhaltende Sedierung die gleichzeitige Verwendung von Psychopharmaka (Anxiolytika und Neuroleptika). Die Reduzierung der Dosierung des Psychopharmakons oder die Umstellung zu einem weniger sedierenden Alternativpräparat (z. B. von Chlorpromazin zu Haloperidol) führt normalerweise zu einer Verbesserung. Gelegentlich kann ein Psychostimulans helfen (z. B. Methylphenidat). Manchmal ist es hilfreich, zu einem alternativen Opioid zu wechseln (z. B. von Morphin zu Oxycodon, Hydromorphon, Levorphanol oder Methadon). Wenn alles andere nicht hilft und die Schmerzen des Patienten nur schwach gelindert werden, sollte die Verabreichung durch das Rückenmark in Betracht gezogen werden.

Atemdepression. Schmerz ist der physiologische Antagonist der zentralen, hemmenden Opioid-Wirkungen. Klinisch bedeutsame Atemdepression ist bei Krebspatienten selten, da die Dosis des Opioids im Gleichgewicht mit den zugrundeliegenden Schmerzen steht. Dennoch können Patienten, die durch die Therapie sehr sediert werden, eine Atemdepression entwickeln. Dies kann während der anfänglichen Einstellung auftreten oder aufgrund einer metabolischen Dysfunktion. Einer Atemdepression kann sofort durch die intravenöse Gabe von 0,2–0,4 mg Naloxon, einem Opioid-Antagonisten, begegnet werden. Möglicherweise benötigen Patienten, die Medikamente mit einer langen Plasma-Halbwertszeit nehmen, wie z. B. Methadon oder Levorphanol, alle 2–3 Stunden Naloxon. Sehr hohe Naloxon-Dosen (bis zu 4 mg) können erforderlich sein, um der durch Buprenorphin verursachten Atemdepression entgegenzuwirken.

Seltene Nebenwirkungen. Gelegentlich kann ein Patient opioid-verursachte psychotische Symptome oder Symptome aufgrund der Histaminfreisetzung (Pruritus, Bronchialverengung) entwickeln. Diese Patienten sollten mit einem alternativen, starken opioiden Analgetikum behandelt werden (siehe Tabelle 4).

Alternative Anwendungsmöglichkeiten von Morphin und anderen Opioiden

Die meisten Patienten können Morphin und andere Opioide oral einnehmen. Bis zum Lebensende ist es aber oft wegen einer Dysphagie nötig, alternative Anwendungsmöglichkeiten einzusetzen.

Rektale Anwendung

Morphin kann rektal gegeben werden; dies ist genauso effektiv wie die orale Gabe. Bei immunsuppressiven Patienten mit einer Neutropenie ist es kontraindiziert, da ein leichtes Rektaltrauma zu lokaler Cellulitis führen kann.
In einigen Ländern sind Morphin-Suppositorien in Stärken von 10–60 mg erhältlich. Wenn keine Suppositorien erhältlich sind, kann das Morphin in 10–20 ml Wasser mit Hilfe eines Einlaufes zugeführt werden. Langsam wirkende Tabletten können ebenso verabreicht werden. Andere Opioide können ebenfalls durch das Rektum gegeben werden. Bei Patienten mit Diarrhöe und fäkaler Inkontinenz sollte diese Methode jedoch nicht angewendet werden.

Subkutane Anwendung

Bei Patienten, die Morphin weder oral noch rektal aufnehmen können, bietet sich die subkutane Anwendung an. Wiederholte Injektionen sollten möglichst vermieden werden, da sie die meisten Patienten als unangenehm empfinden. Dauerhafte subkutane Infusionen durch eine kleine, tragbare Infusionspumpe sind zu bevorzugen. Steht dies nicht zur Verfügung, kann ein Butterfly *in situ* belassen und Morphin intermittierend injiziert werden. Bei der Injektion benötigen die meisten Patienten ein Drittel bis die Hälfte der vormals ausreichenden oralen Dosis. Buprenorphin, Hydromorphon und Levorphanol können ebenfalls subkutan verabreicht werden.

Intramuskuläre Anwendung

Wenn Pethidin injiziert wird, sollte dies intramuskulär geschehen, da es ansonsten zu Gewebsirritationen kommt.

Intravenöse Anwendung

Opioide können entweder durch Bolusinjektionen oder durch Dauerinfusion intravenös gegeben werden.

Die Dosis des Morphins oder anderer Opioide ist dieselbe, egal ob subkutan, intramuskulär oder intravenös verabreicht.

Spinale Anwendung
Die epidurale und intrathekale Anwendung verspricht Schmerzfreiheit mit wenigen unerwünschten Nebenwirkungen. Diese Anwendungen sind bei Patienten wichtig, die unter schweren unerwünschten Nebenwirkungen leiden oder die Schmerzen haben, welche nur sehr gering auf Opioide ansprechen. Da die spinale Anwendung für die Plazierung des Katheters spezielle Kenntnisse und besondere Ausrüstung benötigt, kann sie nicht überall durchgeführt werden.
Wenn ein Patient aufgrund der Opioid-Gabe durch die normalerweise üblichen Anwendungen eine physische Abhängigkeit entwickelt hat, können bei Beginn der spinalen Anwendung Entzugserscheinungen auftreten. Durch die anfängliche weitere Gabe eines Viertels der Dosis mit der vorher gewählten Anwendungsform kann dies vermieden werden – unter progressiver Verminderung der Menge über mehrere Tage.

Transdermale Anwendung
Bestimmte Medikamente mit entsprechendem Öl-Wasser-Verteilungskoeffizienten, niedrigem relativen Molekulargewicht und ausreichender Stärke können transdermal verabreicht werden. Fentanylcitrat wurde kürzlich für diese Anwendungsart empfohlen. Die Applikation von Fentanylkompressen bewirkte eine langsame Zunahme des Medikaments im Plasma-Level: Der Höhepunkt der Plasmakonzentration ist nach 12–24 Stunden erreicht und nach Entfernung der Kompresse verbleibt in der Haut ein Depot für 24 Stunden. Eine „Rettungsmedikation“ kann während der ersten 24 Stunden notwendig sein. Die Dosierung variiert von 75 µg/h bis 350 µg/h. Die Compliance der Patienten ist in der Regel sehr gut, jedoch stehen die Kosten dieser Methode und ihre momentan begrenzte Verfügbarkeit der Anwendung entgegen.

Medikamente bei neuropathischen Schmerzen

Wie bei den nozizeptiven Schmerzen ist die medikamentöse Behandlung der Schwerpunkt im Umgang mit neuropathischen Schmerzen. Eine oder mehrere der nachfolgend aufgeführten Wirkstoffgruppen können helfen:

- trizyklische Antidepressiva;
- Antikonvulsiva;
- Verwandte der Lokalanästhetika (Klasse-I-Antiarrhythmika).

Bei Patienten mit neuropathischen Schmerzen können Opioide hilfreich sein, speziell bei Nervenkompressionen. Jedoch reagiert der Schmerz einer Nervenkompression manchmal nur dann, wenn ein Kortikosteroid hinzugefügt wird. Gemischt nozizeptive und neuropathische Schmerzen können ebenfalls gut mit Morphin behandelt werden. Brennender Oberflächenschmerz und spontan stechender Schmerz in Zusammenhang mit Nervenverletzungen sprechen häufig am besten auf trizyklische Antidepressiva oder Antikonvulsiva an.

Trizyklische Antidepressiva

Amitriptylin und Imipramin sind beide weit verbreitet. Alternative Präparate sind in vielen Ländern erhältlich und können für einige Patienten besser sein. Nortriptylin hat keinen sedierenden Effekt; Desipramin ist verhältnismäßig nicht-sedierend und hat minimale anticholinerge Wirkungen.
Die Anfangsdosis ist vom Alter und Gewicht des Patienten sowie vom vorherigen Gebrauch solcher Arzneimittel und der momentanen Medikation abhängig. Eine Dosis von nur 10 mg kann für einige Patienten angemessen sein, die meisten können jedoch 25–50 mg erhalten. Die Dosis sollte auf 30–50 mg gesteigert werden, und zwar so schnell, wie es Sedierung, orthostatische Hypotonie und Mundtrockenheit erlauben. Danach sollte die Dosis wöchentlich gesteigert werden, bis es zur Schmerzfreiheit kommt oder unerwünschte Nebenwirkungen eine weitere stufenweise Zunahme verbieten. Außer bei Nortriptylin sollte die Gesamttagesdosis zur Schlafenszeit gegeben werden, da die meisten trizyklischen Antidepressiva einen sedierenden Effekt haben. Eine analgetische Wirkung wurde bei vielen Patienten nach einigen Tagen bei Dosierungen von 50–100 mg beobachtet. Der Schmerz wird jedoch nicht immer vollständig beseitigt.
Bei Kindern sollte die empfohlene Anfangsdosis 0,5 mg/kg des Körpergewichts betragen und bei Bedarf auf 1 mg/kg gesteigert werden.

Antikonvulsiva

Umfassende klinische Erfahrungen unterstützen den Einsatz von Antikonvulsiva wie Carbamazepin und Valproinsäure bei der Behandlung von Schmerzen durch Nervenverletzung, besonders bei stechenden Schmerzen.

Carbamazepin

Die Anfangsdosis von Carbamazepin beträgt 2mal täglich 100 mg. Dies kann langsam um jeweils 200 mg alle paar Tage erhöht werden. Carbamazepin bewirkt eine Enzym-Autoinduktion und fördert dadurch den eigenen Metabolismus. Das ist ein Grund, warum anfängliche unerwünschte Nebenwirkungen mit der Zeit zunehmen (z. B. Somnolenz, Ataxie). Carbamazepin verursacht gelegentlich eine Leukopenie.
Dieses Medikament sollte nicht bei Kindern unter sechs Jahren angewendet werden. Bei älteren Kindern werden zu Beginn 100 mg/Tag (2–3 mg/kg Körpergewicht) verabreicht und – wenn nötig – in Stufen bis auf 500 mg pro Tag gesteigert. Carbamazepin kann eine durch die Chemotherapie verursachte, vorher bereits bestehende Knochenmarksuppression verschlimmern.

Valproinsäure

Valproinsäure hat eine lange Plasmahalbwertszeit und wirkt sedierend. Sie kann günstigerweise als einzelne Dosis zur Schlafenszeit verabreicht werden, mit einer Anfangsdosis von 500 mg oder 200 mg bei älteren Patienten. Die Dosis kann bei Bedarf alle 3–4 Tage um 200 mg erhöht werden, bis das Maximum von 1–1,5 g erreicht ist. Da das Medikament im Körper akkumuliert, muß die Dosis später eventuell reduziert werden.
Valproinsäure sollte nicht bei Kindern unter zwei Jahren angewendet werden, da die Gefahr einer tödlichen Lebertoxizität besteht.

Verwandte der Lokalanästhetika

Intravenös verabreichtes Lidocain und oral gegebenes Flecainid und Mexiletin sind membranstabilisierende Wirkstoffe und lindern oft neuropathische Schmerzen. Flecainid wird 2mal täglich in einer Dosis von 50–200 mg verabreicht und Mexiletin 2–4mal am Tag mit 150 mg. Da diese Antiarrhythmika unter bestimmten Umständen arrhythmisch wirken können, ist es generell angeraten, Flecainid oder Mexiletin *nicht* gleichzeitig mit einem trizyklischen Antidepressivum anzuwenden.

Zusätzliche Medikamente

Zusätzliche Medikamente (Tabelle 8) können bei einem der drei nachfolgend aufgeführten Gründe nötig sein:

- Behandlung der unerwünschten Analgetika-Wirkungen (z. B. Antiemetika und Laxanzien);
- Steigerung der Schmerzfreiheit (z. B. ein Kortikosteroid bei Nervenkompressionsschmerzen);
- Behandlung der gleichzeitig auftretenden psychologischen Beeinträchtigungen wie Schlaflosigkeit, Angst und Depression (z. B. Nachtsedativa, Anxiolytika und Antidepressiva).

Tabelle 8
Zusätzliche Medikamente

	Analgetischer Effekt	Antidepressiver Effekt	Anxiolytischer Effekt	Muskelrelaxanzien	Antiemetischer Effekt
Kortikosteroide	+[a]				+
Psychopharmaka:					
Diazepam			+	+	
Hydroxyzin	+[b]		+		+
Haloperidol			+		+
Prochlorperazin			+		+
Chlorpromazin			+		+
Amitriptylin	+[c]	+	+		

[a] Verwendet bei Nervenkompression, Rückenmarkskompression und erhöhtem intrakranialem Druck.
[b] Wenn 100 mg mit Morphin injiziert wurden, konnte eine analgetische Wirkung beobachtet werden.
[c] Als primäres Analgetikum bei neuropathischen Schmerzen eingesetzt.

Antiemetika

Wenn der Patient nach der ersten Gabe von Opioiden an Übelkeit leidet, sollten gleichzeitig neuroleptische Antiemetika verschrieben werden, z. B. Haloperidol, 1–2 mg 1mal am Tag, was bis zu dem Maximum von 5 mg gesteigert werden kann. Eine sinnvolle Alternative ist Prochlorperazin, 5 mg alle 8 Stunden, das bis zum Maximum von 10 mg alle 4 Stunden gesteigert werden kann.

Eine kleine Zahl der Patienten, die Morphin erhalten, entwickeln Übelkeit und Erbrechen, die nicht auf Neuroleptika ansprechen, wahrscheinlich aufgrund einer wirkstoffinduzierten, verzögerten Magenentleerung. Metoclopramid (10 mg alle 8 Stunden, gesteigert bis zu einem Maximum von 20 mg alle 4 Stunden) kann Neuroleptika ersetzen. Wenn das Erbrechen anhält, sollte der Wechsel zu einer dauerhaften, subkutanen Infusion von Morphin mit Metoclopramid (60 mg pro Tag) für einige Tage erwogen werden.
Erbricht der Patient mehrmals am Tag, muß das Antiemetikum durch Injektion verabreicht werden, zunächst für 2 Tage. Bei Patienten mit inoperablem Darmverschluß kann ein antihistaminisches Antiemetikum, wie Cyclizin oder Dimenhydrinat gegeben werden. Um die gastrointestinale Sekretion zu minimieren, kann ein atropinähnliches Medikament, wie Hyoscinbutylbromid, nötig sein.

Laxanzien

Zu Beginn der Opioid-Behandlung sollte generell ein Laxans verschrieben werden. Die Dosis des Laxans muß für jeden Patienten individuell angepaßt werden. Es kann 1–2 Wochen dauern, bis die richtige Dosis herausgefunden wird. Zwischen einem Drittel und der Hälfte der Patienten benötigen besonders am Anfang zusätzlich zu den oralen auch Laxanzien in Zäpfchenform oder als Klistier.

Bei den meisten Patienten wirkt der regelmäßige Gebrauch von Substanzen, die die Darmtätigkeit anregen, wie z. B. Senna-Präparate, der Opioid-induzierten Obstipation entgegen. Die Dosis muß auf jeden Patienten einzeln eingestellt werden, bis ein befriedigendes Resultat erreicht ist. Eine typische Anfangsdosis bei Patienten, die Opioide erhalten, sind 2 Tabletten standardisiertes Senna 2mal pro Tag. Wenn nötig, kann die Dosis auf 2 Tabletten alle 4 Stunden gesteigert werden. Einige Patienten benötigen einen Stuhlweichmacher, z. B. Docusat, 200 mg, 2–3mal täglich. Wenn der Patient nach der ersten Opioid-Behandlung unter schwerer Obstipation leidet, kann der Gebrauch von laxativen Suppositorien (z. B. Bisacodyl) oder ein Klistier eine erste wichtige Maßnahme sein.

Kortikosteroide

Es gibt einen großen Indikationsbereich für den Gebrauch von Kortikosteroiden bei Patienten mit fortgeschrittenem Krebs (Tabelle 9). Kortikosteroide sind bei der Befreiung von Schmerz sinnvoll, der mit einer Nervenkompression oder einer Rückenmarkskompression einhergeht und bei Kopfschmerzen durch gesteigerten intrakranialen Druck.

Sowohl Prednisolon als auch Dexamethason sind wirksam; 1 mg Dexamethason entspricht 7 mg Prednisolon.

Die Dosis hängt von der klinischen Situation ab. Bei Nervenkompressionsschmerzen sollten 20–40 mg Prednisolon oder 4–6 mg Dexamethason pro Tag verschrieben und nach einer Woche Schritt für Schritt auf eine fixierte Dosis reduziert werden. Diese hängt von der Menge ab, die für das Erlangen der Schmerzfreiheit nötig ist und kann sogar nur 15 mg Prednisolon oder 2 mg Dexamethason betragen. Gelegentlich kann für eine deutliche Verbesserung eine höhere Dosis notwendig sein.

Tabelle 9

Mögliche Indikationen für Kortikosteroide bei fortgeschrittenem Krebs[a]

Allgemeine Anwendung	*Spezielle Indikationen für den Gebrauch*
Appetitsteigerung	Rückenmarkskompression
Steigerung des Wohlbefindens	Nervenkompression
Steigerung der Kraft	Dyspnoe
Hormontherapie	- Pneumonie (nach der Radiotherapie)
- Substitution	- karzinomatöse Lymphangitis
- Tumorbehandlung	- Trachea-Kompression/Stridor
Linderung des Schmerzes,	
der verursacht wurde durch:	Verschluß der Vena cava superior
- erhöhten intrakranialen Druck	Perikarderguß
	Haemoptoe
- Nervenkompression	Verschluß der Hohlorgane:
- Rückenmarkskompression	- Bronchus
- metastatische Arthralgie	- Ureter
- Knochenmetastasen	- Darm
	Hyperkalzämie (in den Lymphomen, Myelomen)
	Strahlungsinduzierte Rötung
	Leukoerythroblastöse Anämie
	Rektale Ausscheidung (rektale Gabe)
	Schwitzen

[a] Quelle: Literaturstelle *5*.

Bei Patienten mit gesteigertem intrakranialen Druck ist eine tägliche Anfangsdosis von 8–16 mg Dexamethason angebracht. Möglicherweise kann nach einer Woche damit begonnen werden, diese Dosis auf eine fixierte Dosis zu reduzieren. Bei Rückenmarkskompression werden in einigen Zentren sogar höhere Dosierungen – bis zu 100 mg täglich zu Beginn der Therapie – eingesetzt, die während der Bestrahlungstherapie auf 16 mg reduziert werden.

Unerwünschte Nebenwirkungen: Ödeme, dyspeptische Symptome und gelegentlich gastrointestinale Blutung. Proximale Myelopathie, Unruhe, Hypomanie und opportunistische Infektionen können ebenfalls auftreten. Die Inzidenz von gastrointestinalen unerwünschten Nebenwirkungen ist erhöht, wenn Kortikosteroide zusammen mit NSAIDs verwendet werden.

Psychopharmaka

Viele Krebspatienten mit Schmerzen brauchen ein Psychopharmakon (Tabelle 8). Bei einigen von ihnen ist es das beste Analgetikum für die Schmerzen, z. B. ein trizyklisches Antidepressivum bei Schmerzen durch Nervenverletzung. Bei anderen ist es möglicherweise ein Antiemetikum, z. B. Haloperidol bei Opioid-induziertem Erbrechen. Bei anderen wiederum kann ein Anxiolytikum wie Diazepam Linderung schaffen. Diazepam ist ebenfalls bei Patienten mit Muskelspasmen oder myofaszialen Triggerpoint-Schmerzen sinnvoll. Einige Patienten benötigen ein Nacht-Sedativum und andere ein Antidepressivum gegen nachweisbare Depressionen.

Der gleichzeitige Gebrauch von zwei Wirkstoffen, die im zentralen Nervensystem agieren (z. B. Morphin und ein Psychopharmakon, oder zwei Psychopharmaka zusammen) führen wahrscheinlich zu einem größeren sedierenden Effekt bei kranken und unterernährten Krebspatienten als bei anderen. Bei Patienten mit Tumorschmerzen sollte die Anfangsdosis eines Psychopharmakons geringer sein als bei physisch gesunden Patienten.

Zusammenfassung

1. Tumorschmerzen können und müssen behandelt werden.
2. Beurteilung und Behandlung von Tumorschmerzen werden am besten durch ein interdisziplinäres Team erreicht.
3. Zunächst gilt es, eine detaillierte Anamnese aufzunehmen, den Patienten genau zu untersuchen und zu bestimmen, ob der Schmerz:
   - durch den Tumor verursacht wird, in Zusammenhang mit dem Tumor steht, durch die Krebsbehandlung verursacht wird oder durch eine andere Störung hervorgerufen wird;
   - Teil eines speziellen Syndroms ist;
   - nozizeptiv, neuropathisch oder gemischt nozizeptiv und neuropathisch ist.
4. Die Behandlung beginnt mit einer Aufklärung und kombiniert physische und psychologische Maßnahmen unter Anwendung von sowohl nicht-medikamentöser als auch medikamentöser Behandlung.
5. Es ist sinnvoll, eine Reihenfolge der speziellen Ziele aufzustellen, wie beispielsweise:
   - die Stunden des schmerzfreien Schlafes zu erhöhen;
   - die Schmerzen lindern, wenn der Patient sich in Ruhe befindet;
   - die Schmerzen lindern, wenn der Patient steht oder aktiv ist.
6. Gewöhnlich führen Medikamente alleine zu entsprechender Befreiung von den durch den Krebs verursachten Schmerzen, vorausgesetzt das richtige Medikament wird in der richtigen Dosierung und in den korrekten Zeitabständen verabreicht.
7. „Oral“: Die orale Anwendung wird für Analgetika, einschließlich Morphin, bevorzugt.
8. „Nach der Uhr“: Bei anhaltenden Schmerzen sollten Arzneimittel in regelmäßigen Zeitabschnitten und nicht „nach Bedarf“ angewendet werden.

9. „Nach dem Stufenplan":
   - Zunächst sollten – außer wenn der Patient starke Schmerzen hat – nicht-opioide Arzneimittel verschrieben und die Dosis angepaßt werden; wenn nötig bis zur maximal empfohlenen Dosierung.
   - Wenn oder falls das Nicht-Opioid nicht mehr angemessen von den Schmerzen befreit, sollte ein opioides Arzneimittel **zusätzlich zu dem nicht-opioiden** verschrieben werden.
   - Wenn oder falls ein Opioid für leichte bis moderate Schmerzen (z. B. Codein) nicht mehr angemessen die Schmerzen lindert, sollte es durch ein Opioid für moderate bis schwere Schmerzen (z. B. Morphin) ersetzt werden.
10. „Für das Individuum": Die richtige Dosis eines Analgetikums ist die Dosis, die zu Schmerzfreiheit führt. Die Dosis des oralen Morphins kann von nur 5 mg bis über 1.000 mg reichen.
11. Adjuvanzien sollten wie empfohlen verschrieben werden.
12. Bei neuropathischen Schmerzen sind ein trizyklisches Antidepressivum oder ein Antikonvulsivum das Analgetikum der Wahl.
13. „Beachtung von Details": Um sicherzustellen, daß der Patient die maximale Hilfe erhält und möglichst wenig unerwünschte Nebenwirkungen zeigt, ist es wichtig zu beobachten, wie der Patient auf die Behandlung anspricht.

TEIL 2

Opioid-Verfügbarkeit

Einleitung

Hintergrund

Dieser Teil erläutert das System, durch das Morphin und andere Opioide Patienten, die sie benötigen, zugänglich gemacht werden. Es ist sowohl für den Gebrauch von Arzneimittel-kontrollierenden-Personen (Gesundheitsbehörden) als auch für Mitarbeiter im Gesundheitswesen gedacht und will die Kommunikation zwischen diesen beiden Gruppen verbessern. Die Verfügbarkeit von Opioiden wird in Zusammenhang mit dem Problem des Tumorschmerzes und den internationalen Bemühungen, mit ihm umzugehen, diskutiert. Einige der nachfolgend verwendeten Begriffe werden in Anhang 1 erklärt.

Der Text wurde durch das International Narcotics Control Board (INCB), der zuständigen Stelle zur Handhabung der *Single Convention on Narcotic Drugs* (Abkommen über Betäubungsmittel) *(6),* und anhand des Vertrages, der die Opioid-Verfügbarkeit in der Welt regelt, überprüft. Nationale Zulassungsbehörden in 10 Ländern haben ebenfalls zu dem Text Stellung genommen.

Neue Erkenntnisse, neue Hoffnungen

Die Forschung in der Bekämpfung von Tumorschmerzen führte zu neuen Erkenntnissen über Schmerzen sowie die Art und Weise, mit der Opioide im Körper auf Schmerzen wirken. Traditionell wurden opioide Analgetika für die Bekämpfung akuter Schmerzen verwendet. Von der Langzeitanwendung der Opioide wurde wegen des Risikos der Toleranz oder der physischen Abhängigkeit abgeraten. Studien haben gezeigt, daß die psychologische Abhängigkeit bei Patienten, die über einen langen Zeitraum Opioide einnehmen, extrem selten ist, während physische Abhängigkeit und Toleranz auftreten. Demzufolge sollte das Risiko einer solchen Abhängigkeit nicht die Entscheidung beeinflussen, ob in der Behandlung eines unter Schmerzen leidenden Krebspatienten Opioide angewendet werden.

Studien haben ebenfalls belegt, daß Morphin und einige andere Opioide keinen „Sättigungsgrad" haben. Morphin kann problemlos in steigenden Mengen verabreicht werden, bis der Schmerz gelindert ist, ohne daß eine „Überdosierung" zu erwarten ist. Solange es die unerwünschten Nebenwirkungen erlauben, kann die Dosis gesteigert werden. Für Morphin gibt es keine Standarddosierung; die korrekte Dosis ist diejenige, die die Schmerzen lindert. Diese Dosis kann von Patient zu Patient verschieden sein. Einige Patienten mit schweren Schmerzen benötigen eventuell mehrere Tausend Milligramm des oralen Morphins pro Tag, um die Schmerzen zu lindern.

Generell zeigen die Studien über den Gebrauch der Opioide in der Behandlung des Schmerzes bei Krebspatienten, daß die Erwartungen der Öffentlichkeit und der Fachwelt bezüglich der Linderung der Tumorschmerzen höher sein sollten, als sie es zur Zeit sind.

Hindernisse für die Therapie tumorbedingter Schmerzen

Es gibt viele Gründe, warum der Tumorschmerz zur Zeit nicht richtig behandelt wird *(7)*, dazu gehören:

- das Fehlen nationaler Bestimmungen über die Linderung des Tumorschmerzes und die palliative Versorgung;
- der Mangel an Kenntnis seitens der Mitarbeiter im Gesundheitswesen, Politiker, Verwaltungsbeamten und der Öffentlichkeit darüber, daß die meisten Krebsschmerzen gelindert werden können;
- der Mangel an finanziellen Mitteln sowie die Beschränkungen der Gesundheitsversorgungssysteme und des Personals;
- die Überzeugung, daß der medizinische Gebrauch der Opioide eine psychologische Abhängigkeit mit sich bringt und zu Arzneimittelmißbrauch führt;
- rechtliche Beschränkungen über den Gebrauch und die Verfügbarkeit von opioiden Analgetika.

Die Strategie der WHO

Um auf diese Probleme zu reagieren, verfolgt die WHO eine Strategie mit den folgenden Schwerpunkten (Abbildung 2):

- nationale oder staatliche Bestimmungen, die die Therapie tumorbedingter Schmerzen durch Unterstützung der Regierung hinsichtlich Ausbildung und Arzneimittelverfügbarkeit fördern;
- Ausbildungsprogramme für Öffentlichkeit, Mitarbeiter des Gesundheitswesens, Entscheidungsträger etc.;
- Veränderungen der Gesetze und Bestimmungen, um die Verfügbarkeit von Arzneimitteln, besonders opioiden Analgetika, zu verbessern.

Abb. 2: Grundlegende Maßnahmen für die Einrichtung von Programmen zur Therapie tumorbedingter Schmerzen

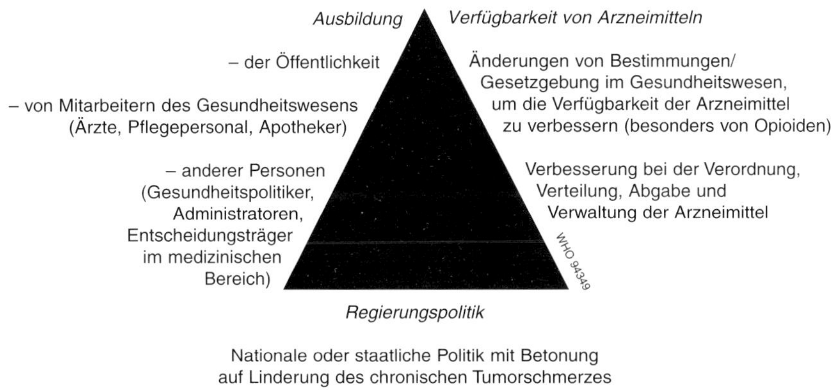

Diese grundlegenden Maßnahmen sind wichtig, wenn das vorhandene Wissen rational eingesetzt werden soll. Sie kosten sehr wenig, können aber einen signifikanten Effekt haben *(14)*.

Abb. 3: Morphinverbrauch in mg pro Person, 1984 und 1992

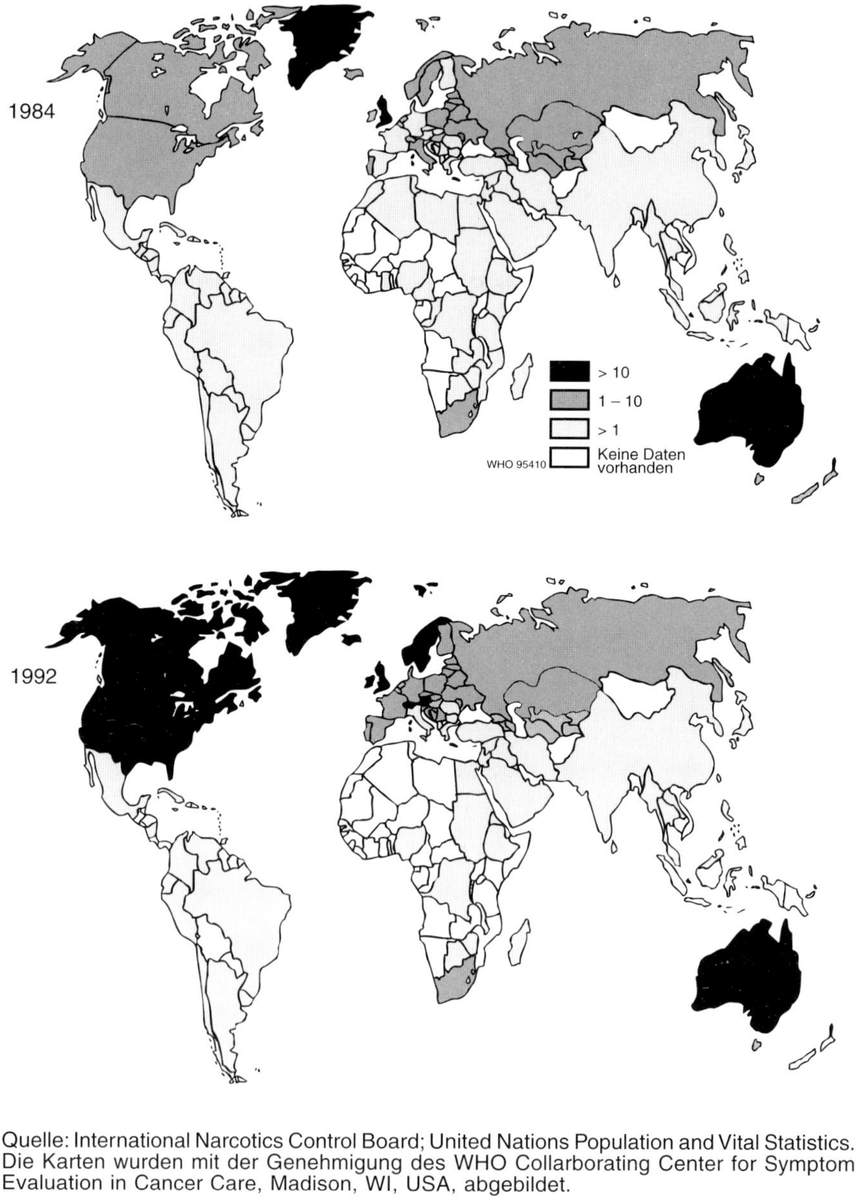

Quelle: International Narcotics Control Board; United Nations Population and Vital Statistics. Die Karten wurden mit der Genehmigung des WHO Collarborating Center for Symptom Evaluation in Cancer Care, Madison, WI, USA, abgebildet.

Schwierigkeiten beim Erhalt von Opioiden

Abbildung 3 zeigt den globalen Verbrauch des Morphins in Abhängigkeit der Bevölkerungsdichte. Es zeigt sich, daß der Morphinverbrauch von Land zu Land stark variiert. Verbrauchsdaten zeigen nicht das vollständige Ausmaß, in dem Opioide für die Behandlung von moderaten bis schweren Tumorschmerzen eingesetzt werden; dennoch sind sie wahrscheinlich der beste verfügbare Einzelindikator.

Die WHO überwacht den Morphinverbrauch in einzelnen Ländern als Index für den Fortschritt in der Schmerzbehandlung. Bis 1984, als die WHO damit begonnen hat, die Notwendigkeit der Verwendung von Morphin bei der Behandlung von Tumorschmerzen zu betonen, war der weltweite Morphinverbrauch relativ stabil. Zwischen 1984 und 1992 verdreifachte sich der weltweite Morphinverbrauch.

Viele Länder haben bei Erhalt und Verteilung der Arzneimittel für alle möglichen Krankheiten fundamentale Schwierigkeiten. In diesen Ländern kann das Nichterhalten der Arzneimittel oft auf eine Kombination von Faktoren zurückgeführt werden, wie z. B. fehlende Geldmittel der Gesundheitsdienste, Mangel an einer Infrastruktur der Gesundheitsversorgung und inadäquate Einrichtungen für die Lagerung und Verteilung der Medikamente.

Diese Probleme werden von der WHO mit dem *Action Programme on Essential Drugs* aufgegriffen. Dieses Programm betont die Wichtigkeit der Existenz einer nationalen Politik bezüglich der notwendigen Arzneimittel in jedem Land zusammen mit einem Aktionsplan, der die Verfügbarkeit einer begrenzten Anzahl von Arzneimitteln mit einem signifikanten therapeutischen Wert in einem vernünftigen finanziellen Rahmen garantiert. Das Ziel besteht darin, die Ansprüche an die Gesundheitsfürsorge seitens der Mehrzahl der Bevölkerung zu befriedigen. Mehr als 100 Länder haben bisher die Listen der notwendigen Arzneimittel übernommen.

Die *Liste der notwendigen Arzneimittel (2)* umfasst drei opioide Analgetika. Codein und Morphin stehen auf der Hauptliste, Pethidin auf einer Ergänzungsliste. In vielen Ländern sind jedoch Morphin und andere Opioide nicht – oder nur unter sehr erschwerten Bedingungen – erhältlich, da nationale Gesetze darauf abzielen, den Arzneimittelmißbrauch zu verhindern. Einige dieser Gesetze wurden, lange bevor man orale Opioide in großem Rahmen als unerläßlich für die Behandlung von Tumorschmerzen erkannt hatte, verabschiedet. In diesen Fällen ist die Zusammenarbeit zwischen den Mitarbeitern im Gesundheitswesen und den Entscheidungsträgern im Arzneimittelbereich wichtig, um opioide Analgetika verfügbar zu machen, während ihr Mißbrauch vermieden wird. Das nächste Kapitel betrachtet die *Single Convention on Narcotic Drugs*, erläutert die erforderlichen Schritte, um Morphin und andere Opioide für die Behandlung des Schmerzes verfügbar zu machen und bietet Vorschläge an, um dies effektiv zu gestalten.

Die Teilnehmer an der Arzneimittelverteilungskette

Am Anfang sollte betont werden, daß jeder Teilnehmer an der Verteilungskette alle rechtlichen Erfordernisse erfüllen sollte. Die Verteilungskette beinhaltet folgende Stationen:

- die nationale Arzneimittelzulassungsbehörde;
- die Im- und Exporteure;
- die Hersteller;
- die Großhändler;
- Ärzte, Pflegepersonal und Apotheker.

The Single Convention on Narcotic Drugs

Beschreibung und Ziel

Die *Single Convention on Narcotic Drugs* (Abkommen über Betäubungsmittel) aus dem Jahr 1961, ergänzt durch das Protokoll von 1972 *(6, 8)*, ist das generelle internationale Abkommen, das die Verfügbarkeit von Opioiden regelt. Es klassifiziert die Opioide und fordert die Registrierung aller Händler sowie die Einschätzung des medizinischen Opioid-Verbrauchs. Es legt die Richtlinien bezüglich Produktion, Herstellung sowie Verteilung fest und verlangt statistische Berichte. Die *Single Convention on Narcotic Drugs* regelt, auf welche Weise Opioide zwischen den Ländern verteilt werden, unter Verwendung eines Systems aus Import- und Exportgenehmigungen. Das Abkommen definiert bis zu einem gewissen Umfang auch die Erfordernisse für eine sichere Verteilung innerhalb eines Landes.

Regierungen, die der *Single Convention* angeschlossen sind, haben sich verpflichtet, ihre Gesetze und Bestimmungen den Forderungen der *Single Convention* anzupassen. Eine Mitgliederliste wird jährlich durch die INCB auf den neuesten Stand gebracht und veröffentlicht *(9)*. Auch Länder, die sich nicht der *Single Convention* angeschlossen haben, befolgen oft die grundlegenden Handlungsweisen dieses Abkommens.

Die Präambel der *Single Convention on Narcotic Drugs (6)* stellt fest, daß „der medizinische Gebrauch von Narkotika weiterhin unerläßlich für die Schmerzbekämpfung ist“ [und] „die Sucht nach narkotischen Arzneimitteln ein schlimmes Übel darstellt“.* Folglich sind die großen Ziele dieses Abkommens einerseits, dem Mißbrauch von Narkotika oder Opioiden vorzubeugen und andererseits, ihre Verfügbarkeit für den medizinischen Gebrauch sicherzustellen.

Die *Single Convention* unterteilt die Opioide gemäß dem Abhängigkeitspotential des jeweiligen Arzneimittels, der Neigung zum Mißbrauch und

*"the medical use of narcotic drugs continues to be indispensable for the relief of pain“ [and] „addiction to narcotic drugs constitutes a serious evil“.

dem therapeutischen Nutzen in vier Sparten. Diese Sparten stimmen nicht unbedingt mit denen der nationalen Gesetze überein. Starke opioide Analgetika wie Fentanyl, Morphin, Hydromorphon und Oxycodon stehen in Sparte I. Codein und seine Derivate, die weniger streng kontrolliert werden, befinden sich in Sparte II. Sparte III beinhaltet spezielle Präparationen von Codein und Dextropropoxyphen, die von bestimmten Vorschriften ausgenommen sind. Sparte IV enthält Opioide, die als besonders gefährdet für den Mißbrauch angesehen werden.

Ausnahmen

Codein

Präparate, die nicht mehr als 100 mg Codein mit einem oder mehreren anderen Bestandteilen pro Dosierungseinheit enthalten und solche mit einer Konzentration von nicht mehr als 2,5 % Codein in Aufbereitungen wie Säften, sind von jeglichen Kontrollmaßnahmen der *Single Convention* ausgenommen.

Buprenorphin und Pentazocin

Diese Arzneimittel werden durch die *Convention on Psychotropic Substances* (Vereinbarung über Psychopharmaka) von 1971 überwacht.

Das Arzneimittelverteilungssystem

Ein Land deckt seinen Bedarf an Opioiden für medizinische Zwecke durch deren Import aus einem anderen Land, eigene Herstellung oder beides. Diese Opioide werden dann an Krankenhäuser und Apotheken durch die Hersteller oder Großhändler verteilt und nachfolgend vom Gesundheitspersonal an die Patienten abgegeben.

Die *Single Convention* verlangt, daß alle am Verteilungssystem beteiligten Individuen und Unternehmen eine Lizenz haben oder auf andere Art und Weise entsprechend autorisiert sind und daß der Austausch von Opioiden nur zwischen ordnungsgemäß registrierten Vertragspartnern stattfindet. Patienten dürfen Opioide nur entsprechend einer ärztlichen Verschreibung anwenden. Bestimmte Unterlagen müssen erstellt und Berichte über den Verbrauch bei der nationalen Zulassungsbehörde eingereicht werden. Zusammen mit Sicherheitsvorkehrungen und -inspektionen ermöglichen diese das Feststellen von „Verlust“ oder „Abzweigen“ aus dem rechtmäßigen System der Arzneimittelverteilung.

Nationale Erhebungen über die medizinische Notwendigkeit von Opioiden

Um die Nachfrage in der Behandlung von Schmerzpatienten zu decken, ist es wesentlich, daß ein Land ausreichend Opioide besitzt. Die INCB hat festgestellt, daß Opioide in der Schmerzbehandlung zu wenig eingesetzt werden, speziell beim Tumorschmerz, und hat die Regierungen aufgefordert, ihren Bedarf neu zu ermitteln.

Jedes Jahr nehmen die nationalen Zulassungsbehörden eine Einschätzung der Menge von Sparte-I-Opioiden vor, die im nächsten Jahr in dem Land benötigt werden. Diese Einschätzung muß beim INCB sechs Monate vor dem betreffenden Zeitraum eingereicht werden. Nach der *Single Convention* darf die Menge der hergestellten oder importierten Opioide eines Landes nicht die offizielle staatliche Schätzung des benötigten Bedarfs überschreiten.

Das Abkommen verlangt von der INCB, die nationalen Schätzungen zu bestätigen, bevor die nationale Regierung den Import bzw. die Herstellung von Opioiden genehmigt. Dadurch kann eine übermäßige Herstellung oder der Import überwacht werden, und das Risiko einer Abzweigung in den nicht-medizinischen Gebrauch wird minimiert.

Ebenfalls fordert das Abkommen, daß sich die INCB bemüht, die Verfüg barkeit von Opioiden für medizinische Zwecke zu sichern und die nationalen Schätzungen so schnell wie möglich zu bestätigen. Wenn eine jährliche Schätzung nicht korrekt zu sein scheint, ist es der nationalen Arzneimittelzulassungsbehörde vertraglich gestattet, der INCB einen Änderungsantrag vorzulegen, der dort schnellstmöglich bearbeitet wird. Die Verantwortung für die Festlegung der Opioid-Menge, die den medizinischen Bedarf in einem Land abdeckt, liegt ausschließlich bei der nationalen Regierung, insbesondere bei der Arzneimittelzulassungsbehörde. Die INCB muß von jedem Land über die bei der Kalkulation des Bedarfs verwendete Methode und alle anderen Änderungen informiert werden. Typischerweise spiegelt eine Schätzung ziemlich genau die Menge der in den Vorjahren verwendeten, einzelnen Opioide wider.

Verständigung zwischen Gesundheitspersonal und Entscheidungsträgern

Die Verständigung zwischen Gesundheitspersonal und den Entscheidungsträgern im Arzneimittelbereich ist wichtig, um sicherzustellen, daß jeder die Bedürfnisse des anderen versteht. Experten auf dem Gebiet der Schmerzbekämpfung und ärztliche Vereinigungen müssen das Opioid-Verteilungssystem in ihrem Land kennenlernen, etwas über die nationalen Schätzungen des Opioid-Bedarfs erfahren und über die Belange der Entscheidungsträger informiert sein. Opioid-Mißbrauch ist eine Tatsache, und das Gesundheitspersonal muß die Maßnahmen unterstützen, die die Abzweigung der Arzneimittel verhindern wollen.

Für die Entscheidungsträger wiederum ist es wichtig, die Bedeutung der Schmerzbekämpfung sowohl für den einzelnen Patienten als auch für die öffentliche Gesundheit im allgemeinen kennenzulernen. Informationen über Tumorschmerzen, wo und wie Krebspatienten behandelt werden und über die Ausbildung des Gesundheitspersonals sollen den Entscheidungsträgern helfen, die Integrität des Verteilungssystems sicherzustellen. Das Wissen, daß der Gebrauch von Opioiden gesteigert werden muß, wird den Entscheidungsträgern nützen, angepaßte Änderungen bei der jährlichen Schätzung vorzunehmen.

Das Gesundheitspersonal sollte sich vergewissern, daß die Entscheidungsträger über die bedeutenden, mit der Krebsbehandlung einhergehenden Faktoren informiert sind, wie z. B.:

- Psychologische Abhängigkeit ist bei Tumorpatienten, die Opioide gegen Schmerzen erhalten, selten.
- Die oralen Darreichungen von Morphin werden bevorzugt, damit der Patient möglicherweise in der Lage ist, zu Hause zu leben und schmerzhafte Injektionen vermieden werden. Die orale Dosis muß aber 3–6mal höher sein als die injizierte, um denselben Grad der Schmerzlinderung zu erhalten. Dadurch wird die Gesamtmenge der erforderlichen Arzneimittel signifikant zunehmen; dies sollte bei der nationalen Schätzung berücksichtigt werden.
- Pethidin, oft in der Behandlung von akuten Schmerzen eingesetzt, ist nicht bei Patienten mit chronischen Schmerzen angezeigt, da eine Akkumulation eines toxischen Metaboliten auftreten kann, der

Muskelspasmen sowie plötzliche Krämpfe verursacht. Morphin und andere Opioide werden bevorzugt und müssen in die nationale Schätzung einkalkuliert werden.

Die Mitarbeiter im Gesundheitswesen sollten den Entscheidungsträgern exakt mitteilen, welche Opioide gebraucht werden, einschließlich der Dosierung und der erforderlichen Darreichungsform, um sicherzustellen, daß die Schätzung den Bedürfnissen der Patienten entspricht.

Die Opioid-Versorgung

Nachdem die INCB die Schätzung bestätigt hat, kann ein Land Opioide entweder importieren oder herstellen. In beiden Fällen sollten sich die an der Verteilungskette beteiligten Personen bemühen, die Zuverlässigkeit der Versorgung sicherzustellen. Unterbrechungen in der Verteilung der Opioide sind sowohl für Patienten als auch für deren Familien quälend und müssen verhindert werden.

Inlandsproduktion

Einige oder alle der benötigten Opioide können durch Unternehmen in dem Land selbst hergestellt werden, was von der jeweiligen Regierung reguliert (oder betreut) wird. Die Regulierung der Herstellung der opioiden Produkte beinhaltet die amtliche Genehmigung, die Voraussetzung für die Berichtsführung und das Meldesystem sowie die Qualitätskontrolle. Um eine Abzweigung zu vermeiden, werden Mittel für die Berichtsführung, das Vorhandensein gesicherter Einrichtungen und die Aufrechterhaltung von Sicherheitsmaßnahmen, die vom Erwerb der Rohmaterialien bis zur Verteilung des fertigen Produktes reichen, benötigt.

Die in einem Land zur Verfügung stehenden Produkte können auf die Opioid- und Darreichungsarten begrenzt sein, die für die Vermarktung durch die nationale Zulassungsbehörde genehmigt wurden. Ein Hersteller kann die fertigen Produkte direkt an die lizenzierten Apotheken oder Krankenhäuser verteilen oder die Verteilung findet durch einen Großhändler statt. Großhändler müssen ebenfalls durch die nationale Zulassungsbehörde lizenziert sein und den Maßgaben bezüglich Sicherheit und Berichtsführung entsprechen.

Das Import-/Exportsystem

Oft müssen einige oder alle opioiden Produkte für den Bedarf eines Landes importiert werden. Die Import- und Exportvoraussetzungen der *Single Convention* werden hier dargestellt, so daß die Teilnehmer am opioiden Verteilungssystem ersehen können, was noch getan werden muß, um den Prozeß schnell zu vervollständigen. Bestimmte Erfordernisse können von Land zu Land variieren. Die *Single Convention* legt ein Schritt-für-Schritt-Verfahren zugrunde, um sicherzustellen, daß der Transfer der Opioide zwischen den Ländern nur nach der Freigabe durch die Arzneimittelzulassungsbehörden geschieht. Ebenfalls soll sichergestellt werden, daß sich die importierten Mengen im Rahmen der genehmigten Schätzung des Importlandes bewegen. Die Import- und Exportzertifikate sind der Beweis dafür, daß die Produkte legal den Besitzer wechseln. Beide Zertifikate müssen genehmigt werden und jeder Lieferung beigefügt sein. Es gibt kein Standardzertifikat, wenngleich ein beispielhaftes Importzertifikat (Anhang 2) durch die *United Nations Commission on Narcotic Drugs* entwickelt wurde.

Das Importzertifikat

Folgende Informationen müssen in dem Importzertifikat enthalten sein:

- Nummer des Zertifikates;
- Name des Arzneimittels;
- internationaler, nicht gesetzlich geschützter Name (INN) des Arzneimittels *(10)*;
- genaue Beschreibung und Menge des Arzneimittels, einschließlich der Stärke(n) und Darreichungsform(en);
- Name und Anschrift des Importeurs;
- Name und Anschrift des Exporteurs;
- Gültigkeitsdauer des Zertifikates.

Vorgehensweisen beim Import/Export

Der Prozeß des Imports/Exports wird nachfolgend und in Abbildung 4 gezeigt. Es muß erwähnt werden, daß in vielen Ländern zudem ein Zertifizierungsverfahren existiert, das die Vermarktung von pharmazeutischen Produkten verhindern soll, die falsch etikettiert, gefälscht oder minderwertig sind *(11)*.

1. Die Institution, die eine gemäß der *Single Convention* überwachte Substanz importieren möchte, wendet sich an ihre zuständige Zulassungsbehörde, um ein Importzertifikat zu erhalten.
2. Die Zulassungsbehörde entscheidet, ob das Unternehmen ordnungsgemäß lizenziert ist und ob das Arzneimittel sowie die Menge innerhalb der nationalen Schätzung liegen; wenn dies der Fall ist, wird das Importzertifikat als Original und in einer Kopie ausgestellt.
3. Der Importeur sendet das Original des Importzertifikats an die Institution, die den Export der Substanz wünscht.
4. Der Exporteur wendet sich an seine Arzneimittelzulassungsbehörde, um ein Exportzertifikat zu bekommen.
5. Die Zulassungsbehörde im Exportland überprüft, ob das Importzertifikat ausgestellt wurde und ob der Exporteur ordnungsgemäß lizenziert ist; wenn dies bestätigt wird, wird eine Exportlizenz ausgegeben.
6. Die Zulassungsbehörde im Exportland schickt eine Kopie des Exportzertifikats an die Zulassungsbehörde im Importland.
7. Der Exporteur liefert die Arzneimittel an den Importeur, zusammen mit den Originalen des Exportzertifikats und des Importzertifikats.
8. Die Lieferung muß die Zollkontrolle passieren.
9. Der Importeur sendet beide Zertifikate an seine Zulassungsbehörde.

Es ist wichtig, daß eine vollständige, genaue und schnelle Verständigung zwischen den Teilnehmern stattfindet, um die Zeit zwischen den verschiedenen Vorgehensweisen innerhalb dieses Prozesses zu minimieren.

Abb. 4: Vorgehensweise beim Opioid-Import

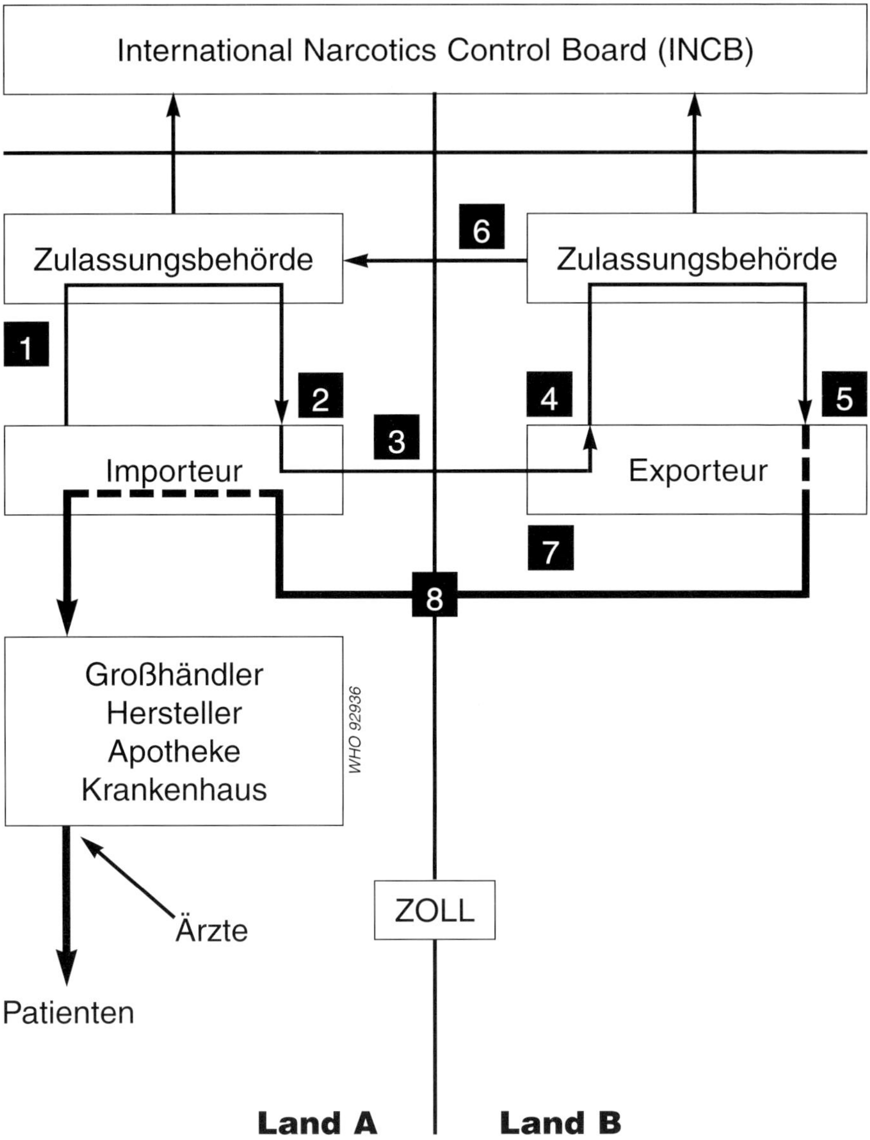

Das Meldewesen

Die nationalen Zulassungsbehörden müssen alle Im- und Exporte von Opioiden vierteljährlich an das INCB melden. Es wird ebenfalls von ihnen verlangt, jährlich eine Bestandsaufnahme zu machen und über die Gesamtmenge der hergestellten, verbrauchten und gelagerten Opioide zu berichten. Die jährliche Bestandsaufnahme beinhaltet nicht die in den Apotheken gelagerten Opioide, die offiziell als „verbraucht“ angesehen werden müssen.

INCB verwendet diese Daten dann wieder, um Berichte vorzubereiten und die globale Produktion sowie den Verbrauch von Opioiden zu überwachen. Die statistischen Berichte des INCB *(9)* können für die Mitarbeiter im Gesundheitswesen nützlich sein, die die Menge der in den Vorjahren in ihrem Land verbrauchten Opioide wissen müssen. Diese Statistiken liefern zudem einen globalen Überblick über den Verbrauch von Morphin. Zu statistischen Zwecken wurde eine „definierte tägliche Dosis“ (DDD) errechnet, um einen groben Vergleich zwischen dem Verbrauch von Arzneimitteln von unterschiedlicher Wirksamkeit in verschiedenen Ländern anstellen zu können. Die DDD von Morphin beträgt 30 mg. Es muß betont werden, daß die DDD keine Bedeutung hinsichtlich des medizinischen Nutzens oder für die Abgabe von Schätzungen über den Opioid-Bedarf hat, sie dient lediglich als Hilfsmittel bei der Analyse der Unterschiede in bezug auf den weltweiten Verbrauch.

Der jährliche Bericht der INCB enthält nützliche Informationen über ihre Arbeit sowie Muster der medizinischen Verwendung und der Abzweigung von Opioiden. Die INCB erstellt ebenfalls periodisch Sonderberichte, deren Schwerpunkte kritische Probleme sind, wie z. B. der Sonderbericht aus dem Jahr 1989 *„Demand for and supply of opiates for medical and scientific needs*“ (12),* der die Regierungen aufrief, den medizinischen Bedarf von Opioiden neu zu ermitteln.

* „Nachfrage nach und Versorgung mit Opiaten für den medizinischen und wissenschaftlichen Bedarf“

Funktioniert das internationale System?

In den vergangenen Jahren meldete die INCB dem *United Nations Economic and Social Council*, daß das internationale Kontrollsystem weiterhin zufriedenstellend funktioniert *(13)*.

> Die Abzweigung narkotisierender Arzneimittel aus dem legalen Handel in „dunkle Kanäle“ bleibt relativ selten und die betroffenen Mengen sind klein, im Vergleich zu der großen Anzahl der Transaktionen. Dies gilt sowohl für die Arzneimittel im internationalen Handel als auch für die inländischen Großhandelskreise.

Die INCB berichtete ebenfalls über ihre Bemühungen, die Opioid-Verfügbarkeit zur Schmerzbekämpfung zu verbessern. In dem oben erwähnten Sonderbericht *(12)* überprüft die INCB die Verfügbarkeit von Opioiden zu medizinischen und wissenschaftlichen Zwecken nach Rücksprache mit der WHO. Die INCB schlußfolgerte, daß man dem medizinischen Bedarf an Opioiden nicht vollständig gerecht wird, insbesondere in bezug auf Tumorschmerzen. Die INCB gab Regierungen, WHO, professionellen Gesellschaften und Medizindozenten Empfehlungen, die auf die Notwendigkeit abzielen:

- Methoden zur Ermittlung des medizinischen Bedarfs zu verbessern;
- ein Überwachungssystem zu entwickeln, das zeigt, ob der medizinische Bedarf an Opioiden gedeckt wird und gleichzeitig verbessernde Handlungsweisen aufzeigt;
- Hindernisse für den entsprechenden Gebrauch von Opioiden zu erkennen und ihre Verfügbarkeit bei Fällen von starken Schmerzen zu erleichtern;
- nationale Verfahrensweisen und Richtlinien für den entsprechenden medizinischen Gebrauch von Opioiden zu erlassen;
- sicherzustellen, daß das Gesundheitspersonal im Gebrauch von Opioiden geübt und über die Arzneimittelabhängigkeit informiert ist;
- Medizindozenten und medizinische Fachgesellschaften zu drängen, den vernünftigen Gebrauch von Opiaten für medizinische Zwecke zu fördern, während gleichzeitig Maßnahmen gegen ihren Mißbrauch ergriffen werden.

Regelung durch die Mitarbeiter im Gesundheitswesen

Die *Single Convention* erkennt, daß jede Regierung den Grad der Regelung durch die direkt in die Verteilung der Opioide eingebundenen Personen – Apotheker, Ärzte und Pflegepersonal – festlegen muß. Dennoch beschreibt sie bestimmte Prinzipien, die beachtet werden sollten:

- die Personen müssen autorisiert sein, Opioide gemäß ihrer beruflichen Bevollmächtigung zu verteilen oder aber eine spezielle Genehmigung haben;
- Opioide dürfen nur zwischen den Beteiligten, die voll autorisiert sind, gehandelt werden;
- bevor Opioide an den Patienten ausgegeben werden, ist eine medizinische Verschreibung erforderlich.

Arzneimittelmißbrauch kontra Patientenbedarf

Die *Single Convention* erkennt an, daß die Regierungen das Recht haben, bei Bedarf weitere Beschränkungen vorzunehmen, um die Abzweigung und den Mißbrauch von Opioiden zu verhindern. Dieses Recht muß jedoch ständig mit der Verantwortung, die Opioid-Verfügbarkeit für medizinische Zwecke aufrechtzuerhalten, abgewogen werden. Bei der Wahl des angemessenen Maßes der Regelung sollten die Regierungen die beiden Ziele der *Single Convention* beachten. Die INCB hat beobachtet, daß in einigen Ländern die Angst vor Arzneimittelmißbrauch zu Gesetzen und Bestimmungen bzw. zu deren Auslegungen geführt hat, die es unnötig schwer machen, die Opioide für den medizinischen Gebrauch verfügbar zu machen.

> Das Verhindern der Verfügbarkeit von Opiaten für medizinischen Zwekke stellt nicht notwendigerweise den Schutz vor dem Mißbrauch von unerlaubt erworbenen Opiaten sicher. Übermäßig restriktive Weisungen können letztendlich nur dazu führen, daß dem Großteil der Bevölkerung der Zugang zu Opiatmedikationen vorenthalten wird *(12)*.

Das *WHO Expert Committee on Cancer Pain Relief and Active Supportive Care (7)* äußerte sich kritisch über bestimmte aufwendige Verschreibungsprogramme mit mehrfachen Ausfertigungen, die von den Regierungen einiger Länder sowie von verschiedenen Staaten der USA verlangt werden. Üblicherweise vermindern solche Programme die Verschreibung von besonders geschützten Arzneimitteln um 50 % oder mehr. Obwohl das *Expert Committee* zugesteht, daß diese Programme die sorglose Verschreibung und das „herumdoktern" reduzieren können, bemerkte es ebenfalls:

> ...das Ausmaß, in dem diese Programme die Verschreibung der Opioide für Patienten, die diese benötigen, einschränken oder verhindern, sollte ebenfalls in Frage gestellt werden.
>
> Mitarbeiter des Gesundheitswesens verschreiben, lagern oder verteilen Opioide möglicherweise nur ungern, wenn sie das Gefühl haben, daß die leitende Behörde ihnen unter Umständen ihre berufliche Bevollmächtigung zeitweilig entziehen oder aufheben kann, wenn sie in bestimmten Fällen große Mengen von Opioiden an Einzelpersonen abgeben – auch wenn der medizinische Bedarf für diese Arzneimittel gegeben ist.

Vorgeschlagene Richtlinien für die Regelung durch medizinisches Fachpersonal

Es ist verständlich, daß die regulatorischen Erfordernisse, Opioide an Patienten zu verteilen, für Ärzte, Pflegepersonal und Apotheker von Land zu Land unterschiedlich sind. Dennoch sind die nachfolgend aufgeführten Punkte generelle Kriterien, die bei der Entwicklung eines praktischen Systems verwendet werden können:

1. *Rechtliche Ermächtigung.* Ärzte, Pflegepersonal und Apotheker sollten rechtlich ermächtigt sein, Opioide an Patienten zu verschreiben, auszugeben und sie zu verwalten, in Abhängigkeit der lokalen Erfordernisse.
2. *Verantwortlichkeit.* Sie dürfen Opioide nur für medizinische Zwecke ausgeben und müssen rechtlich haftbar gemacht werden, wenn sie sie für nicht-medizinische Zwecke ausgeben.

   Entsprechende Berichte müssen geführt werden. Wenn Ärzte aufgefordert sind, Berichte zu führen, die von denen abweichen, die mit der *Good Medical Practice* verknüpft sind, sollte diese zusätzliche

Arbeit praktikabel sein und die medizinischen Aktivitäten nicht behindern. Krankenhäuser und Apotheken müssen rechtlich für die sichere Lagerung und das Erfassen der erhaltenen und ausgegebenen Opioide haftbar gemacht werden können.

Angemessene Berichterstattung und verantwortlicher Umgang sollten die Mitarbeiter im Gesundheitswesen jedoch nicht davon abhalten, entsprechende Opioid-Mengen zu verschreiben oder zu lagern.

3. *Verschreibungen.* Eine Verschreibung von Opioiden sollte zumindest die folgenden Informationen beinhalten:
   - Name und Adresse des Patienten;
   - Datum der Abgabe;
   - Name des Arzneimittels, Stärke und Darreichungsform der Dosierung, verschriebene Menge;
   - Vorschrift für den Gebrauch;
   - Name des Arztes und dienstliche Anschrift;
   - Unterschrift des Arztes.
4. *Zugang für den Patienten.* Opioide sollten an Orten erhältlich sein, die für möglichst viele Tumorpatienten erreichbar sind.
5. *Medizinische Entscheidungen.* Entscheidungen über die Art des zu verwendenden Arzneimittels, die verschriebene Menge und die Dauer der Therapie werden am besten durch medizinisches Fachpersonal auf der Grundlage des individuellen Bedarfs jedes Patienten getroffen und nicht durch Bestimmungen.
6. *Abhängigkeit.* Physische Abhängigkeit, die entstehen kann, wenn Opioide angewendet werden, um chronische Schmerzen zu therapieren, sollte nicht mit psychologischer Abhängigkeit verwechselt werden.

Literaturverzeichnis

1. Foley KM, Arbit E. Management of cancer pain. In: DeVita V Jr et al., ed. Cancer – principles and practice of oncology, 3rd ed. Philadelphia, Lippincott, 1989: pp. 2064–2087.
2. The use of essential drugs: sixth report of the WHO Expert Committee. Geneva, World Health Organization, 1995 (WHO Technical Report Series, No. 850).
3. WHO Expert Committee on Drug Dependence: twenty-eighth report. Geneva, World Health Organization, 1993 (WHO Technical Report Series, No. 836).
4. Inturrisi CE. Management of cancer pain: pharmacology and principles of management. Cancer, 1989, 63:2308–2320.
5. Twycross RG. Therapeutics in terminal cancer, 3rd ed. Oxford, Radcliffe Medical Press, 1995.
6. Single Convention on Narcotic Drugs, 1961 (as amended by the 1972 Protocol). New York, United Nations, 1977.
7. Cancer pain relief and palliative care: report of a WHO Expert Committee. Geneva, World Health Organization, 1990 (WHO Technical Report Series, No. 804).
8. Commentary on the Single Convention on Narcotic Drugs, 1961. New York, United Nations, 1973.
9. International Narcotics Control Board. Narcotic drugs: estimated world requirements for 1992; statistics for 1990. New York, United Nations, 1991.
10. International nonproprietary names (INN) for pharmaceutical substances; cumulative list No. 8. Geneva, World Health Organization, 1992.
11. WHO Expert Committee on Specifications for Pharmaceutical Preparations: thirty-first report. Geneva, World Health Organization, 1990 (WHO Technical Report Series, No. 790).
12. International Narcotics Control Board. Demand for and supply of opiates for medical and scientific needs. New York, United Nations, 1989.
13. International Narcotics Control Board. Report of the International Narcotics Control Board for 1990. New York, United Nations, 1990.
14. National cancer control programmes: policies and managerial guidelines. Geneva World Health Organization, 1995.

Ausgewählte weiterführende Literatur

Doyle D, Hanks GWC, MacDonald N. eds. *Oxford textbook of palliative medicine.* Oxford, Oxford University Press, 1993.

Foley KM, Bonica JJ, Ventafridda V, eds. *Second International Congress on Cancer Pain.* New York, Raven Press, 1990 (Advances in Pain Research and Therapy, Vol. 16).

Twycross RG. *Pain relief in advanced cancer.* Edinburgh, Churchill Livingstone, 1994.

US Department of Health and Human Services. *Management of cancer pain.* Rockville, MD, 1994 (Clinical Practice Guideline, No. 9).

ANHANG 1

Begriffsbestimmung

Narkotisierend In dieser Publikation wird der Begriff „narkotisierend" nur im Zusammenhang mit der *Single Convention on Narcotic Drugs*, 1961, verwendet, in der er eher in rechtlichem als im pharmakologischen Sinn verwendet wird. Die *Single Convention* schließt Substanzen ein, die aus pharmakologischer Sicht keine narkotisierenden Mittel sind, wie beispielsweise Marihuana und Kokain.

Opioid In dieser Publikation bezieht sich Opioid auf Codein, Morphin und andere natürliche sowie synthetische Arzneimittel, deren Wirkung durch spezifische Rezeptoren im zentralen und peripheren Nervensystem vermittelt wird.

Toleranz Beschreibt die erhöhte Resistenz gegenüber der üblichen Wirkung eines Arzneimittels, die aus einer langanhaltenden Anwendung resultiert.

Physische Abhängigkeit Der Begriff „physische Abhängigkeit" wird verwendet, um die Neuroadaptation des Körpers an die Anwesenheit eines Opioids zu beschreiben und ist charakterisiert durch das Auftreten von akuten Symptomen und Zeichen des Entzugs, wenn die Gabe des Opioids gestoppt oder ein Opioid-Antagonist verabreicht wird.

Psychologische Abhängigkeit Der Begriff „psychologische Abhängigkeit" wird gebraucht, um ein Verhaltensmuster zu beschreiben, das durch ein Verlangen nach den stimmungsändernden Effekten eines Arzneimittels und eine übermäßige Beschäftigung mit Erhalt und Gebrauch des Arzneimittels gekennzeichnet ist.

ANHANG 2

Beispiel eines Importzertifikates

BEISPIEL EINES FORMBLATTES FÜR EIN IMPORTZERTIFIKAT
Zertifikat der offiziellen Genehmigung der Importnummer .... (Datum) ....

INTERNATIONAL OPIUM CONVENTION, 1925
SINGLE CONVENTION ON NARCOTIC DRUGS, 1961

1. Auf jeden Fall zu vervollständigen	1. Hiermit bestätige ich, daß [Name der Behörde]......den Import genehmigt hat. Diese Behörde ist mit der Durchführung des Gesetzes, das sich auf Arzneimittel bezieht, auf die die Konventionen von 1925 und 1961 angewendet werden, betraut. Der genehmigte Import erfolgt durch
a) Name, Adresse und Gewerbe des Importeurs	a).. ....
b) Genaue Beschreibung und zu importierende Menge der Arzneimittel, einschließlich des internationalen, nicht-patentrechtlich geschützten Namens, wenn vorhanden.	von b).. ....
c) Name und Adresse des Unternehmens im exportierenden Land, das das Arzneimittel ausliefert.	von c).. .... gemäß den folgenden Bedingungen:
d) Nennen jeder besonders zu beachtenden Bedingung, wie z. B. nicht mit der Post zu importieren.	d).. ....
2. Nur auszufüllen, wenn die Sendung für andere als medizinische oder wissenschaftliche Zwecke bestimmt ist.	2. Siehe unten genannte Anmerkung
3. Gültigkeitsdauer	3. .... Unterschrieben im Namen von [Name der Behörde]....... Unterschrift....... Offizieller Rang Datum......

Anmerkung: Es ist anzugeben, für welchen der nachfolgend genannten Zwecke die zu importierende Sendung bestimmt ist:

a) für die Zubereitung eines Geschmacksstoff-Agens bei Coca-Blättern;
b) für legale Zwecke bei Mohn;
c) (i) für das Rauchen bei Opium; (ii) für fast oder nicht medizinische Zwecke ohne oder außer Rauchen im Fall von Opium; (iii) zum Kauen im Fall von Coca-Blättern; (iv) für nicht medizinische Zwecke bei Cannabis, Cannabis Harz, Extrakten und Tinkturen von Cannabis und deren Zubereitungen (Artikel 49 der Konvention aus dem Jahre 1961).